Mein Bauch gehört mir!

Impressum

Mein Bauch gehört mir!

Gestaltung (außer Cover): Eberhard Wolf
Satz und Grafik: Julia Wolf
Coverbild: Getty Images / Ray Pietro
Covergestaltung: Alexander Elspas
Druck und Bindearbeiten: Ebner und Spiegel, Ulm

Printed in Germany
ISBN: 978-3-86615-615-9

Mein Bauch gehört mir!

von Jürgen Schmieder

Süddeutsche Zeitung Edition

Inhalt

5. Monat

6. Monat

7. Monat

8. Monat

9. Monat

10. Monat

11. Monat

Liebe Leser,

es war im Dezember 2006, als mein Studienfreund Christoph Gröner und ich gemeinsam bei einem Feierabend-Bierchen in einer Münchner Kneipe saßen. Wie das bei Männergesprächen so ist, ging es vor allem um eins: die Wampe, die wir uns in den vergangenen Monaten angefuttert hatten. Christoph, ein ehemaliger Triathlet, ging nach seinem letzten Wettkampf auf wie ein Stück Hefeteig; ich, ehemaliger Fußballer, hatte zu der Zeit die Statur eines nassen Wäschesacks. Nach einer endlosen Diskussion, ob nun der Hefeteig oder der Wäschesack die schlimmere Variante sei, war uns klar, dass wir etwas unternehmen mussten. Abspecken. Fit werden. Sich einen Sixpack antrainieren.

Eines stellten wir aber sogleich fest: Niemals, absolut niemals würden wir eine Diät durchhalten, die sich über mehrere Wochen erstreckt. Zum einen haben wir das Durchhaltevermögen eines 100-Meter-Läufers, zum anderen finden wir langfristige Diäten so langweilig wie Kaugummikauen auf Valium. Der entscheidende Satz kam von Christoph: „Woher soll man überhaupt wissen, welche Diät wirklich hilft?" Ich hätte beinahe mein Bier verschüttet.

Es gibt Hunderte von Diäten. Jede Frauenzeitschrift, jede Männerzeitschrift und jede Internetseite ist voll damit. Es gibt Dauerwerbesendungen, die für Rüttler und Schüttler und Gürtel und Gummis werben. Fitness-Studios verzeichnen stärkere Zuwächse als jeder Fanclub des FC St. Pauli. Und Fett-Weg-Pillen werden besser verkauft als das Trikot von Franck Ribéry. Aber was hilft tatsächlich? Warum hat eigentlich noch niemand Diäten getestet und den Menschen gesagt, welche etwas taugen und welche nicht? Keine Stiftung Warentest oder ein Wissenschaftler, sondern ein normaler Mensch, der ein paar Pfunde zuviel hat. Der könnte doch pro Woche eine Diät durchführen und danach einfach aufschreiben, wie das denn so ist. Ich wollte es einfach mal versuchen.

Da ich aber – ähnlich wie mein Vater – meine große Klappe nie halten kann, habe ich natürlich in der Arbeit meine Pläne verkündet. Ich habe vom Sixpack geschwärmt, von der glatten Haut, vom straffen Po. Die meisten habe ich damit genervt. Nur mein Chef Hans-Jürgen Jakobs bekam leuchtende Augen und sagte: „Das schreibst Du uns auf. Jede Woche!"

Da ich zum einen dem Chef nicht widerspriche und ich mir zum anderen zusätzliche Motivation versprochen hatte, war die Kolumne „Mein Bauch gehört mir" geboren. Schadet ja nichts, einmal damit anzufangen. Der erste Text war schnell geschrieben, ein paar Diäten hatte ich auch schon in Vorbereitung.

Dann kam der 4. Januar und die Veröffentlichung des ersten Textes – und ein verstopfter Email-Eingang. Mehr als 800 Leser schrieben mir allein an diesem einen Tag. Gaben mir Tipps. Mein erster Gedanke: „Wow! Das interessiert wirklich so viele Menschen?" Anscheinend.

Naja, was soll ich sagen? Ich habe mehr als 40 verschiedene Diäten getestet. Habe mich den Olympiaberg hochgeschleppt. Einen Zwieback-Brei produziert. Mich hypnotisieren lassen. Wurde von Trainern angeschrien. Von einem Computer besiegt. Von einem Gürtel durchgeschüttelt. Von Kollegen verkohlt. Von meiner Frau auf die Couch verbannt. Ich habe gehungert, Shakes getrunken, Sit-Ups gemacht.

Und alles, was ich dafür bekomme, ist ein Freiexemplar dieses Buches.

Mögen Sie ebensoviel Spaß beim Abnehmen haben wie ich. Und vergessen Sie nie: Ihr Bauch gehört Ihnen!

Jürgen Schmieder

Mein Bauch gehört mir!

Ex-Sportler, Ex-Raucher, Ex-Single: Wenn einer innerhalb eines Jahres 15 Kilo zunimmt, sollte er nicht mehr denken, sondern handeln.

Ich bin fett! Diese drei lustigen Worte sind gar nicht mehr lustig, wenn man sie über sich selbst schreibt. Vor allem nicht, wenn sie nicht, wie von vielen Frauen, dazu benutzt werden, von ihren Partnern selbstbewusstseinssteigernde Sätze und eine aufmunternde Fuß-Massage zu bekommen. Die Erkenntnis des Dickseins ist über Monate gereift, denn die eindeutigen Indizien kann ich nicht mehr leugnen:

1) Die Jeans vom November 2005 passt nicht mehr.
2) Die Baggy-Hosen von früher dagegen sitzen wie angegossen.
3) Es gibt keine kleinen Tierchen, die Kalorien heißen, im Schrank wohnen und nachts die Kleider kleiner machen.
4) Oma sagt: „Endlich hat der Bub mal was auf die Rippen bekommen!“
5) Die Kollegen sagen: „Wenn der Spruch Mens sana in corpore sano tatsächlich stimmt, dann ist klar, warum Du langsam verrückt wirst.“
6) Meine Frau sagt: „Ach, so richtig durchtranierte Männer finde ich gar nicht schön.“
7) Ein unsportlicher Mitarbeiter beim SZ-Fußball sagt: „Du hast ’nen Antritt wie ein Klavier.“
8) Ich freue mich, dass der Kollege doch noch dicker ist.

Und ärgere mich, dass ich den Vergleich überhaupt nötig habe.

9) Beim Fußball im Park will ich immer in die Mannschaft gewählt werden, die ihr Shirt anbehalten.
10) Beim Ergometertest meines Hobby-Fußballvereins stand am Ende: „Für den Kader nicht geeignet!"
11) Ich entwickle eine seltsame Vorliebe für Portraitfotografie.

Ich bin fett. Das ist Fakt. Dafür muss es Ursachen geben. Ich könnte die Schuld freilich bei anderen suchen. Das Essen in der Kantine ist zwar lecker, doch könnte man sämtliche Energieprobleme dieser Erde lösen, wären nicht über jedem Gericht zwei Liter Öl. Und diese Arbeit! Als Student, da konnte man ja noch laufen und Gewichte stemmen. Jetzt geht das natürlich nicht mehr. Und das gute Bier in Bayern, das Essen, die Süßigkeiten.

Genug der Ausreden, es hilft nichts. Am Ende bleibt doch: Ich bin fett. Der Body Mass Index übersteigt mein Alter um zwei Punkte, der Körperfettanteil liegt mit 25 beim Fünffachen von Janet Jackson bei den Music Awards 2003.

Das muss sich ändern!

Jeder verspricht das Beste und Tollste

Das neue Jahr ist ein perfekter Startpunkt für „Projekt 15". Bis zum Geburtstag am 21. Juni müssen 15 Kilo runter, ein paar Muskeln drauf und eine gesündere Gesichtsfarbe wäre auch nicht schlecht. Kurz: Fit und gesund werden.

Nun ist es aber so, dass jedes Männermagazin, jedes Fitness-Studio, jeder liedermachende Sozialpädagoge die Formel zur Fitness erfunden hat. Es gibt die Online-Mega-Fett-Weg-Diät, das Six-Pack-in-14-Tagen-Fitness-Paket, das Auf-den-Stoffwechsel-fertig-los-Programm. Alles prima, bestimmt.

Aber für „Projekt 15" nie und nimmer ausreichend. Ich brauche das volle Programm! Und ich brauche Abwechslung, jede Woche etwas Neues, sonst wird es langweilig. Also starte ich jede Woche eine neue Diät oder ein neues Fitnessprogramm. Mal Sport, mal weniger Essen, mal was ganz Verrücktes aus einer Home-Shopping-Sendung.

Zahlen:

	Startwoche
Projekt	„Projekt 15" startet
Gewicht	95 Kilo
Körperfett	24 %
BMI (kg/m²)	29.2
Lebensqualität	100 %
Mitmenschen	lästern

1. Monat (Januar)

Wahnvorstellungen
und eine Lunge auf Anschlag:
der Anfang.

Speck and The City

Wahnvorstellungen, ein sadistischer Chef und ein grinsendes Kind: Eine Woche mit Zwieback, Obst und Tee kann den härtesten Menschen brechen. Egal: Alles für „Projekt 15".

Jetzt weiß ich, warum der Bub auf der Zwieback-Verpackung so unverschämt glücklich grinst. Ganz klar: Er wird dazu gezwungen! Denn würde er sich ausschließlich von den doppelt getoasteten Allwetterbroten ernähren, wäre sein Mienenspiel ein anderes.

Nichts gegen Zwieback, bei Magen-Darm-Infektionen und im Schützengraben ist es genau der richtige Proviant. Wenn man jedoch kerngesund ist und sich nur gegen die verbalen Pfeile des stellvertretenden Chefs wehren muss, kann eine Zwieback-Diät schlimm werden.

Von Anfang an: Am Mittwoch geht's mir richtig gut. Ich bin mit Kollegen beim Mittagessen. Es gibt Schnitzel mit Pommes, Schupfnudeln, Geflügelleber. Ich esse eine Orange, eine Banane – und Zwieback. Mitleidig sehe ich auf ihre Teller, denke an all die Herzinfarkte und Schlaganfälle, die sie spätestens mit 55 haben werden. Ja, ich bin ein glücklicher Mensch. Nachts fange ich an zu träumen: von der Traumfigur. Von den Komplimenten. Und von einem Schnitzel. Ein riesiger Lappen, der über den Teller hängt, mit einer Wagenladung Fritten, die in einer Ketchup-Mayonnaise-Mélange baden. Ein schöner Traum.

Der Freitag ist auch toll. Die Kollegen feuern mich an: „Das packst Du eh nicht!" Motivation durch Provokation von den Redaktions-Schleifern, ich habe tolle Mitarbeiter. Nachts wieder ein ähnlicher Traum, nur ist es diesmal eine Currywurst; Pommes und Soßenmischung bleiben gleich.

Wadenkrämpfe und Ehekrise

Am Wochenende dann der erste Rückschlag: Hallenturnier meines Hobby-Fußballclubs. Von meiner neuen Spritzigkeit ist wenig zu sehen, ich habe den Wendekreis eines Hummer H2. Die linke Kniescheibe warnt: „Beim nächsten Mal hüpfe ich raus." Im dritten Spiel dann passiert es: Ein gepflegter Wadenkrampf bremst mich aus und das obwohl ich kurz vor dem Titel des Torschützenkönigs stand. In den Träumen kein Schnitzel und keine Wurst mehr, sondern ein trockenes Brot. Ich entwickle eine seltsame Genügsamkeit. Selbst im Traum.

Am Wochenanfang kommen sie dann, die Sadisten. Meine Frau zückt Karamelsirup aus der Handtasche – sie weiß, dass in der Wohnung nur Zwieback ist – und streicht ihn auf das Brot. Ich denke an Trennung.

Am nächsten Morgen legt der Chefredakteur noch eins drauf: Pralinen, gefüllt mit Nougat und Haselnüssen. Ich denke an Kündigung. Man will mich fertigmachen. Ich kaue weiter am Zwieback. Dieses Gefühl, wenn man sich ein komplettes Stück in den Mund schiebt und dann so lange kaut, bis sich ein breiartiger Knödel zwischen den Zähnen bildet, hat etwas eigenartig Entspannendes – etwa so, als würde man mit einem dieser Tischtennisschläger spielen, bei denen Ball und Schläger mit einer Schnur verbunden sind.

Aber egal, alles für „Projekt 15". Die Waage wartet, der gnadenlose Selbstbewusstseins-Demolator. Am Mittwoch früh ist es soweit: 94 Kilo! Zwei Pfund sind weg. Dafür aber auch ein Drittel meiner Lust am Leben. Ich will essen.

Gebt mir Pillen!

Da gehe ich doch lieber zum Arzt und lasse mir attestieren, dass die „Meine-Oma-ist-die-Beste"-Diät Quatsch ist und ich Eiweiß essen soll. Halleluja, es gibt Grillteller. Keine Sorge, ohne Pommes, mageres Fleisch pur. Und danach natürlich Obst und ein Zwieback – der Erinnerung wegen.

Ich brauche etwas anderes für diese Woche, also bestelle ich mir den Fat Transporter aus dem *Vitamin Shoppe* in New York. Mit Vitamin B6, Cholin und Taurin. Das hilft sicher.

„Projekt 15“ heißt ab sofort „Projekt 14“. Ich bleibe dran.

Zahlen:

	1. Woche
Projekt	Zwieback
Gewicht	94 Kilo
Körperfett	20 %
BMI (kg/m²)	29.1
Lebensqualität	66 %
Mitmenschen	nerven

Fressen bis der Arzt kommt

Eine Diät wird besonders anstrengend, wenn man zu seinem Lieblings-Italiener geht. Dann heißt es nur: Und führe mich nicht in Versuchung ...

Am Samstag war es wieder so weit: Ich musste zum Italiener. Ja, richtig gelesen: musste! Denn obgleich meine Lebensqualität wegen „Projekt 15“ im Moment deutlich sinkt, soll die meiner Frau steigen. Und außerdem: Sie hat von den Besitzern einen Gutschein zum Geburtstag bekommen.

Ein guter Freund begleitet uns und erwähnt vor der Bestellung beiläufig, dass wir im Sommer vergangenen Jahres beinahe den „Tris-di-Pasta“-Teller geschafft hätten und dass nun ein guter Zeitpunkt wäre, das Ungetüm endlich zu bezwingen. Nun muss man wissen, dass „Tris-di-Pasta“ nicht einfach ein Gericht ist, sondern ein Badewannen-ähnlicher Behälter gefüllt mit Tortelloni, Farfalle und Spaghetti, die in fünf verschiedenen Soßen ruhen. Er ist eigentlich für zwei Personen gedacht – unter Männern bekommt jeder seinen eigenen. Eine Diät ist eine Herausforderung, der „Tris-di-Pasta“-Teller ebenfalls. Und wenn der beste Freund einen auffordert – am Esstisch oder an der PlayStation -, dann kann man nicht einfach kneifen.

Macht ja nichts, denke ich mir, einen Tag darf ich mich gehen lassen, schließlich nehme ich ja die „Fat Transporter“-Pillen aus Amerika. Kurz die Zutaten: Cholin, Inistol, Taurin, Stearinsäure, Zellulose, Silikondioxid, Magnesiumstearate. Die Verpackung verspricht, ein „Gewichts-Management-Programm“ zu unterstützen. Prima, oder?

Von Hüftspeckzelle rechts in Hüftspeckzelle links

Ich habe allerdings den Eindruck, dass der „Fat Transporter" das Fett nur von der Hüftspeckzelle rechts in die Hüftspeckzelle links transportiert. Dabei muss es allerdings durch die Mitte, und zwar geräuschvoll. Vor allem nachts höre ich, dass mein Bauch mit mir spricht, dass er mir irgendetwas sagen möchte. Es mag Menschen geben, die auf diese Pillen schwören. Bei mir erzeugen sie nur Bauchschmerzen.

Zurück zum Abendessen: Den „Tris-di-Pasta"-Teller haben wir nicht geschafft, obwohl es ein Motto gab: Fressen bis der Arzt kommt. Tja, das habe ich erreicht. Mir ist klar geworden, dass ich professionelle Hilfe brauche, wenn ich abnehmen will.

Dafür eignet sich niemand besser als Karlheinz Zeilberger. Er arbeitet am Olympia-Stützpunkt München mit professionellen Sportlern, betreut in seiner Praxis in der Innenstadt aber auch „normale Menschen" wie mich.

Er nimmt sich viel Zeit, versucht, Auffälligkeiten aus meiner Vergangenheit zu entdecken, protokolliert meinen Lebenswandel. Manchmal schüttelt er ungläubig den Kopf – bei meiner Erklärung etwa, dass ich pro Tag weniger als einen Liter trinke oder dass ich Gemüse vor fünf Jahren von meinem Speiseplan gestrichen habe.

Er sieht auf den ersten Blick, dass ich so beweglich bin wie ein Radlader mit Motorschaden. Er umschreibt das freundlicher: „Da sind noch Reserven." Er macht mir Mut, sagt, dass ich gar nicht so dick bin, wie alle denken: „Es ist von einer Kräftigung des knöchernen Apparates auszugehen", heißt es in der abschließenden Beurteilung. Wusste ich's doch: Der starke Knochenbau ist schuld an meinem Gewicht.

Laufen mit Darth-Vader-Maske

Es werden zahlreiche Untersuchungen durchgeführt: Spiroergometrie, Belastungs-EKG, Ultraschall-Untersuchung des

Herzens und eine Blutuntersuchung. Vor allem das Belastungs-EKG bereitet mir Mühe: auf einem Laufband immer schneller rennen, dabei eine Darth-Vader-Maske auf dem Gesicht. Bei 16 Stundenkilometern ist Schluss. Ich bekomme neben meinem Leistungsbild noch das einer Olympiasiegerin zu sehen: Hoppla, ihre Laktat-Kurve verläuft in einer ruhigen Parabel, während meine steil nach oben zeigt. Da sind wohl auch noch „Reserven".

Der abschließende Bericht fällt nicht so schlimm aus, wie ich gedacht hatte. Um es kurz zu machen: Es gibt überall Reserven, vor allem aber in den Bereichen Ernährung und Bewegung. Produkte mit niedrigem glykämischen Wert und die richtige Wahl des Mineralwassers sollen im Vordergrund stehen.

Wie? Sie wussten nicht, was der glykämische Wert ist und dass sich Mineralwasser voneinander unterscheiden? Keine Sorge, ich auch nicht. Ich habe mich mit verschiedenen Büchern und Studien eingedeckt. Vielleicht ist ja was dabei, das ich in den kommenden Wochen versuchen kann.

Bis dahin lautet die Aufgabe für diese Woche: die Fett-Pillen in den Müll und Jürgen in den Wald zum Laufen. Jeden Tag über eine Stunde. Das hat mir nicht nur der Arzt, sondern auch der Trainer meines Hobby-Vereins empfohlen. Wenn ich allerdings diesen Vorbereitungsplan lese: Bei all dem Training habe ich wohl keine Zeit mehr, überhaupt was zu essen.

Jeden Tag Sport – das wird eine Qual. Aber egal: Alles für „Projekt 15". Ich bleibe dran!

Zahlen:

	2. Woche
Projekt	Fett-Pillen
Gewicht	94 Kilo
Körperfett	19,4 %
BMI (kg/m²)	29.1
Lebensqualität	75 %
Mitmenschen	lästern wieder

Tipp:
Die Diät-Pillen „Fat Transporter" gibt es im Vitamine Shoppe in den Vereinigten Staaten. Sie enthalten Vitamin B6, Cholin, Inositol, Taurin und Berberitze. Weitere Informationen dazu: http://www.vitaminshoppe.com/
Vor dem Abnehmen sollte man dringend einen Arzt aufsuchen und sich untersuchen lassen, um mögliche Gefahren zu erkennen. In meinem Fall etwa wurde ein angeborener Herzfehler festgestellt und die Diät dementsprechend verändert. Am besten sollte die Untersuchung ein Sportmediziner durchführen.
Weitere Informationen dazu: http://sportmedizin-muenchen.info/home/topmenu/praxis/unser-team/dr-med-karlheinz-zeilberger/

Wer abnimmt, muss leiden

Die Lunge läuft auf Anschlag, der Jogginganzug sieht aus, als hätte es in Strömen geregnet. Doch am Ende des Tages darf man fragen: Rocky? Wer ist Rocky?

Es gibt diese berühmte Sequenz im Film „Rocky“, in der Sylvester Stallone als Boxer morgens um fünf sein Training beginnt. Im schluffigen Jogginganzug und mit schwarzer Kleingauner-Wollmütze schlappt er nach draußen in die Kälte. Er schleppt sich durch die Straßen von Philadelphia, zum Museum of Arts. Die Treppe davor wirkt wie ein Monster, wie der Endgegner in einem Computerspiel, den es zu bezwingen gilt.

Rocky stolpert die Stufen hinauf, er japst nach Luft, bricht beinahe zusammen. Der Trainingsanzug ist durchgeschwitzt und hängt noch schlabbriger an seinem Körper. Gerade noch schafft er es nach oben. Er ist nicht fit, ganz im Gegenteil. Eine traurige Figur, die Rocky in dieser Sequenz abgibt. Ehrlich. Eines künftigen Weltmeisters unwürdig. Und doch wirkt er im Gegensatz zu meiner Gestalt geradezu heroisch.

Mit Rocky zum Gipfel

Aber von vorne: Diese Woche ist Sport dran. Jeden Tag laufen, mindestens 45 Minuten. In München gibt es dafür einen perfekten Ort: das Olympiagelände. Obwohl ich nicht weit weg wohne, fahre ich doch lieber mit dem Auto zum Parkplatz.

Man weiß ja nie, was alles passiert. Zwei Runden ums Gelände schafft man locker, sagen die Kollegen. Auch mein Arzt hat mir das Laufen empfohlen. Schon bei der ersten Runde denke ich mir: Mensch, die haben aber ganz schön gebaut 1972. Und so weitläufig. Toll! Mein Jogginganzug sieht aus, als hätte es gerade in Strömen geregnet, dabei haben wir doch frühlingshaftes Wetter. Naja.

Am Ende der ersten Runde wartet er: der Olympiaberg. Die schönste Aussicht auf München und das Stadion. Da muss ich hoch! Ich stelle den MP-3-Player auf „Rocky – the Training Montage". Am ersten Anstieg ertönt „Daa-daa, da-da-daaa, da-da-daa-da-da-da", ich fühle mich olympisch. Dieses Gefühl ist aber bald vorbei. Verdammt, der Berg ist steil.

Ich gebe nicht auf. Ich schlapfe, schlurfe, schleppe mich hoch. Fluche, verzweifle, heule fast. Aber ich komme oben an. Ich hüpfe wie Rocky am Ende seines zweiten Versuches, die Treppen hochzukommen – und lasse mich von dem 12-jährigen Mädchen, das mich unterwegs überholt hat, gebührend feiern.

Eher der Drinnen-Sportler

Ich erkenne jedoch: Die freie Wildbahn ist nicht gemacht für einen wie mich. Ich bin eher der Indoor-Sportler. Vor allem kann man auf einem Laufband seine Leistung besser kontrollieren. Ich habe von meinem Fußballtrainer die Anweisung, in Intervallen zu laufen. Erst 800 Meter, dann 1000, dann 1600. Dann nochmal 1200 und 800. Jeweils höchstes Tempo, dazwischen Pause. Pyramidenlauf nennt er das. Vollkommen verrückt nenne ich das.

Aber egal: 800 Meter, das kann so lang nicht sein. Zwei Runden auf einer Tartanbahn, das schafft man in drei Minuten – zumindest ergeben das meine Dr.-Kawashima-Gehirntraining-gestählten Kopfrechnen-Künste. Ich stelle das Laufband auf 15 Stundenkilometer ein und laufe los.

Nun ist es nicht unbedingt so, dass ich zu den Gazellen im Laufsport gehöre. Und so ein Fitnessstudio-Laufband hält ja auch nichts aus. Ich trample also drei Minuten vor mich hin und schnaufe dazu wie ein Rhinozeros mit offener Tuberkulose. Die anderen Trainierenden wundern sich. Da brettert einer drei Minuten los wie die Feuerwehr, hört dann auf, japst kurz ein „Ja, spinn' ich denn?“ durch die Halle und fängt ein paar Minuten später von vorne wieder an. Mit Würde und Eleganz hat das nur sehr wenig zu tun. Der 60-jährige Stallone sieht in „Rocky VI“ besser aus als der 27-jährige Schmieder in „Projekt 15“.

Neben mir trainiert eine 18-jährige Yogurette-Esserin fröhlich vor sich hin. Weiß die eigentlich, wie schwer es ist, mit einer Geschwindigkeit von 15 Stundenkilometern zu laufen und dabei den Bauch einzuziehen?

Aber ich merke: Sport tut mir gut. Nach jedem Training kehre ich in meine Wohnung zurück und fühle mich wie ein Neandertaler, der gerade ein Mammut erlegt hat. Großartig. Aber ich habe auch Hunger wie ein Neandertaler, der gerade ein Mammut erlegt hat. Nicht so großartig.

Denn die Ernüchterung folgt in Zahlen: kein Gramm weniger, gerade mal 0,2 Prozent weniger Körperfett. Und dafür tun mir die Beine weh, der Rücken sowieso, die Lunge läuft auf Anschlag. Nein! Es muss eine bessere Methode zum Abnehmen geben.

Deshalb gehe ich zum Hypnotiseur. Ich habe einen Termin bei David Woods vom Hypnosezentrum Bayern. Der soll mich kurieren. Von meiner Süßigkeiten-Sucht, von meinen Fress-Attacken, von meiner Faulheit.

Das Laufen behalte ich bei, weniger Süßigkeiten auch. Mein Leben ändert sich dank „Projekt 15“. Ich bleibe dran!

Zahlen:

	3. Woche
Projekt	Jeden Tag Sport
Gewicht	94 Kilo
Körperfett	19,2 %
BMI (kg/m^2)	29.1
Lebensqualität	80 %
Mitmenschen	gucken irritiert

Tipp:
Auch wenn die Menschen wohl schon seit Jahrtausenden laufen: Als Erfinder des Joggings gilt der neuseeländische Trainer Arthur Lydiard (1917–2004). Er gründete 1961 den ersten Jogging-Club. Joggen gilt als eine der effektivsten Trainingsmethoden. Allerdings können die Gelenke gerade übergewichtiger Menschen beim Laufen stark belastet werden. Das musste ich auch feststellen, weshalb ich nach wenigen Tagen auf das Laufband und das Fahrrad umgestiegen bin. Ganz wichtig: Auf die richtigen Schuhe achten, eventuell sogar eine Fußanalyse durchführen lassen. Trainingsplan für Anfänger:
http://www.lauftipps.de/trainingsplaene
Fußanalyse: www.runnerspoint.de

Hypnotisier' mir das Fett weg!

Wenn gesundes Essen und Sport nicht ausreichen, muss der Mann zu härteren Mitteln greifen: Eine Hypnose muss her!

In der Fernsehserie „Akte X“ gibt es die beiden Agenten Fox Mulder und Dana Scully. Der eine, Mulder, wird angetrieben von Verfolgungswahn – er glaubt an Außerirdische, Seelenwanderung, Reinkarnation. Sein Wahlspruch: „Nur weil ich paranoid bin, heißt das noch lange nicht, dass ich NICHT verfolgt werde.“ Seine Kollegin Scully dagegen ist eine Zweiflerin, die einen empirischen Beweis für alles verlangt und über Mulders Spinnereien nur den Kopf schütteln kann.

Was diese Serie mit Abnehmen zu tun hat? Nun, sagen wir es so: Ich bin Scully. Ok, nicht so hübsch, nicht so klug. Aber mindestens genauso hartnäckig, wenn es darum geht, an Dinge zu glauben, die nicht im Biologie-Schulbuch der achten Klasse festgehalten sind. Telekinese? Gibt's nicht! Zeitsprünge? Quatsch! Hypnose? Humbug!

Warum also sollte gerade einer wie ich zur Hypnose gehen? Ganz einfach: Verzweiflung! Die Pfunde wollen nicht purzeln, der Körperfettanteil ist immer noch so hoch wie der Body-Mass-Index. Der Heißhunger auf Süßigkeiten wird immer stärker, beim Begriff „Fitness-Studio“ bekomme ich einen seltsamen Ausschlag am Hals.

Kurz: Ich kann mich nicht quälen. Ich bin ein fauler Sack und beim Essen will ich mich nicht bremsen. Da helfen keine aufmunternden Worte der Kollegen („Du nimmst ja gar nicht ab!“), und Briefe der Leser („Ich habe schon sieben Kilo verloren! Und Sie?“) sind zwar lieb gemeint, aufgrund meiner mangelnden Erfolge jedoch niederschmetternd.

Also, Hilfe muss her! Ich vereinbare einen Termin mit David Woods vom Hypnosezentrum Bayern. Es kann ja nicht schaden, sich auf die Couch zu legen und ein bisschen esoterische Musik zu hören. Ansonsten steht fest: Hypnose mag bei anderen funktionieren, bei mir nicht.

Mag sein, dass bereits die Schamanen mit Hypnose gearbeitet haben. Mag auch sein, dass Hypnose 1770 von Franz Anton Mesmer wiederentdeckt und mit Erfolg angewandt wurde. Obwohl es das seit Jahrhunderten gibt, glaube ich noch lange nicht daran.

Die erste Begegnung mit David Woods verläuft unspektakulär: Ein freundlicher Mann betritt mit einem Lächeln den Raum, schüttelt mir die Hand und führt mich in sein Büro. Er wirkt wenig geheimnisvoll, gar nicht, wie man sich einen Hypnotiseur vorstellt oder wie man sie von Shows in billigen Clubs in Las Vegas kennt. Nur sein Blick, der ist stechend.

Apropos billige Shows: Davon distanziert sich Woods sofort. „Ich finde es respektlos gegenüber Menschen, wenn man sie in Hypnose versetzt und sie dann der Lächerlichkeit preisgibt“, sagt er. Ich stimme ihm sofort zu. Jemanden wie ein Huhn gackern oder in ein Stück Dreck beißen zu lassen ist nicht komisch, sondern stillos. Dann wäre das also geklärt.

Die Liste der Ehefrau

Das Vorgespräch dauert erstaunlich lange. Woods erzählt mir von seiner Ausbildung an der Hypnoseakademie, von seinen Erfahrungen mit anderen Hypnotiseuren, von dem Büro in Santiago, das er eröffnen möchte. Nach einer halben Stunde habe ich den Eindruck, dass mir kein Hypnotiseur gegenübersitzt, sondern ein guter Freund. „Das soll auch so sein“, sagt er, „das Wichtigste bei der Hypnose ist das Vertrauen.“ Vertrauen dem Experten gegenüber, aber auch Vertrauen in sich selbst.

Denn um in einen Zustand zu gelangen, in dem Hypnose funktioniert, soll ich das Denken möglichst abschalten. Woods möchte mein Unterbewusstsein erreichen, um mir Botschaften suggerieren zu können. Deshalb klappt Hypnose bei Frauen besser. Nein, nicht weil Frauen weniger denken, sondern weil Männer ein Problem damit haben, die Kontrolle abzugeben.

Moment mal: Welche Dinge sollen eigentlich suggeriert werden? Meine Frau hat mir eine Liste mitgegeben, die ich Woods überreichen soll. Darauf steht, was ich mir alles aneignen oder aufgeben soll:

1) Überwinde die Ikea-Phobie!
2) Entwickle einen inneren Drang, dreckiges Geschirr sofort abwaschen zu müssen!
3) Sei überzeugt, dass Rosa eine akzeptable Wandfarbe ist!
4) Bekomme eine geheimnisvolle Abneigung gegen dreckige Wäsche!
5) Erhalte ein weibliches Zeitverständnis! („Gleich fertig" bedeutet noch 30 Minuten)
6) Sei allergisch gegen Papageienfedern!
7) Wenn das Handy klingelt, heb' ab!
8) Habe das dringende Bedürfnis, den Mund zu halten, wenn Du auf dem Beifahrersitz des Autos Platz nimmst!
9) Sag' immer: Pfirsich ist eine Farbe!
10) Sei der Meinung: Deiner Frau bei „Desperate Housewives" die Füße massieren ist viel schöner als ein Champions-League-Spiel gucken!

Nur zur Information: David Woods hat diese Liste nie gesehen. Es geht hier um meinen Bauch, also bestimme ich, was suggeriert wird.

Die Hypnose kann beginnen. Ich stehe in der Mitte des Raumes und muss die Augen schließen. Im Hintergrund spielt – na klar – esoterische Musik. Es gibt aber kein Pendel, kein

Gequatsche von: „Du bist gaaaaaaaaaanz müüüüde!" David Woods spricht ruhig, aber bestimmt: „Du hörst nur noch meine Stimme. Wenn ich Deine Stirn berühre, fällst Du nach hinten."

Und – plumps – ich falle um. Woods fängt mich auf und legt mich auf den Boden. Ich schlafe nicht, fühle mich hellwach. Aber ich kann mich nicht bewegen. Ich höre nur die Stimme des Hypnotiseurs, die mir einredet, dass ich Lust verspüre auf Obst, dass jede Süßigkeit plötzlich zehnmal so süß schmeckt und deshalb eine ungenießbare Pampe im Mund ergibt. Er wiederholt es. Immer wieder.

Die gesamte Hypnose dauert fünf Minuten – zumindest glaube ich das. „Dann schau' mal auf die Uhr", sagt David Woods. Unglaublich: Fast 40 Minuten sind vergangen, seit ich umgefallen bin.

Aber egal: Ich brauche einen Beweis, dass es tatsächlich geklappt hat. Wo ist ein Snickers? Ich will reinbeißen und probieren, ob es tatsächlich süßer schmeckt. „Ach, das geht viel einfacher", sagt Woods und sieht mir in die Augen. „Wenn ich mit dem Finger schnippe, kannst Du Deinen rechten Fuß nicht mehr anheben."

Ja, ja, Herr Hypnotiseur, jetzt übertreibst Du es aber, denke ich mir. Ich hebe meinen Fuß, kein Problem. Aber es ist der linke. Am rechten Bein scheitere ich kläglicher als Samantha bei „Sex and the City" an dem Versuch, monogam zu werden. Das gibt's doch gar nicht!

Projekt Ernährungsmythen

Ich weiß gar nicht, ob ich mich freuen soll, dass ich nun von Süßigkeiten kuriert bin oder verzweifeln soll, dass Hypnose bei mir tatsächlich funktioniert.

Denn die Sitzung hat tatsächlich Langzeitwirkung. Ich habe keine Lust auf Süßes. Ich, der Candy-Man! Als am Freitag eine Praktikantin ihren Abschied gibt und mit Schokoladenstückchen die Runde macht, lehne ich mit einem beruhigenden „Da bin ich weg von!“ ab.

Die gesamte Woche ernähre ich mich gesund, gehe vier Mal zum Laufen und einmal sogar ins Fitness-Studio. Wobei wir das mit der gesunden Ernährung noch einmal überprüfen sollten. Denn es gibt so viele Mythen, die sich um gesundes Essen ranken, dass damit leicht ein Brockhaus-Band zu füllen wäre. Es wird Zeit, diese einmal zu überprüfen und sich anschließend wirklich gesund zu ernähren.

Deshalb lautet meine Aufgabe für diese Woche: Teste die Ernährungs-Mythen und nimm eine Woche lang nur gutes Essen zu Dir. Sie werden nicht glauben, was da herauskommt. Ein kleiner Vorgeschmack? In der Verpackung von Corn Flakes stecken mehr Mineralstoffe als in den Corn Flakes selbst.

Die Hypnose war ein voller Erfolg. Nun aber heißt es: dranbleiben und gesund ernähren. Mein Leben ändert sich. Ich bleibe dran!

Zahlen:

	4. Woche
Projekt	Hypnose
Gewicht	93,5 Kilo
Körperfett	19 %
BMI (kg/m^2)	29
Lebensqualität	90 %
Mitmenschen	glauben mir nicht

Tipp:
Die Hypnose-Therapie kann bei vielen Problemen in allen Lebenslagen äußerst erfolgreich eingesetzt werden. Ob Gewichtsreduktion, Raucherentwöhnung, bei Depressionen, Ängsten oder Phobien. In meinem Fall hat Hypnose überraschenderweise sehr lange gewirkt. David Woods ist einer der bekanntesten Hypnotiseure weltweit. Er hat Büros in London, München und Santiago de Chile. Weitere Informationen: http://www.hypnose24.com/

2. Monat (Februar)

Eine Lebenslüge
und belustigte Nachbarn:
Es geht voran!

Die große Light-Lüge

Früher kaufte die Mama ein, als Student – naja, niemand. Nun ist man plötzlich erwachsen und soll sich im Supermarkt auskennen. Ein Wahnsinn.

Wenn ein wild entschlossener Abnehm-Junkie durch einen Supermarkt spaziert, kommt es ihm vor, als würde er durch ein Casino in Las Vegas marschieren. Überall blinkt es, in den schrillsten Farben springen die Produkte ihn an.

Früher war alles einfacher. Als ich noch zur Schule ging, da habe ich im Hotel Mama gewohnt. Der Kühlschrank war immer voll, es gab drei geregelte Mahlzeiten, zwei davon warm, und für Naschereien war auch immer gesorgt. Natürlich ist meine Mama Ernährungsexpertin. Was immer auf den Tisch kam, war gesund und kalorienbewußt – nicht zuletzt deshalb, weil sie bei meinem Vater seit gut 30 Jahren ein Dauerprojekt laufen hat: Zwischen 15 und 40 Kilo müssen weg, je nach Jahreszeit.

Dann kam die Studentenzeit und im Kühlschrank befanden sich neben drei Flaschen Bier nur eine Ketchup-Flasche und Butter. Es gab ja schließlich die Mensa und die wöchentlichen Care-Pakete der Mama.

Jetzt ist alles anders. Ich kaufe selbst ein. Ich gehöre zu der Generation, die mit Werbefernsehen aufgewachsen ist, die nur Produkte kennt, die ausführlich und möglichst kreativ im Fernsehen beworben werden. Wie soll ich mich sonst im Supermarkt zurechtfinden? Und woher soll ich wissen, was gesund ist? Das wird in keiner Schule gelehrt.

Es gibt alles in Light-Form

Fast alles ist light im Supermarkt oder gar zero. Prima, denke ich mir. Wenn man sich vorher ausschließlich von Burgern, Tiefkühl-Pizza und Gummibärchen ernährt hat, dann muss man doch automatisch abnehmen, wenn man einfach nur Produkte kauft, auf denen light steht.

Und was es da nicht alles gibt: Cola light, Joghurt light, Butter light, Milch light, Brotaufstrich light. Sogar das Brot ist light. Steht zumindest auf der Verpackung. Ich packe noch ein Feierabend-Bier drauf, natürlich die Light-Version. Auch noch im Einkaufskorb: Pizza light und – man glaubt es kaum – Zucker light.

Mensch, ist das toll, denke ich mir. Die unerträgliche Lightigkeit des Einkaufs muss gefeiert werden. Ich gönne mir eine Pizza, einen Diät-Wein und einen Joghurt. Nur beim Salat habe ich ein schlechtes Gewissen, seit ich von der großen Salatlüge gehört habe. Irgendwie schade, dass es keinen Salat light gibt. Das wäre doch mal was.

Zum Frühstück gibt's ein Müsli in Light-Version, dazu ein leichtes Brot mit leichtem Frischkäse. Der Kaffee wird mit Light-Milch und Light-Zucker verfeinert. Schmeckt alles prima. Wenn das auch noch dünn macht, werde ich mir ein T-Shirt drucken lassen, auf dem mein Foto drauf ist und drunter steht: „Jürgen light“. Ich stelle mir vor, wie ich wohl in einem Werbespot neben einer gut gelaunten Light-Schokolade-Esserin mit im Gesicht zementiertem Dauergrinsen aussehen würde und plane bereits eine Karriere als Model – nach Abschluss von „Projekt 15“ freilich. Das mit dem Schreiben hat bei mir eh keine Zukunft.

Ich habe zwar permanent Hunger, aber das ist kein Problem. Von den Light-Produkten kann ich ruhig ein wenig mehr essen, denke ich mir. Ach was, ich könnte mich darin baden und würde immer noch Pfunde verlieren. Durch den Supermarkt spaziere ich mit dem „Ich kenn mich aus“-Blick. Der Hausfrau von nebenan zwinkere ich wissend zu, als ich Light-Marmelade vom Regal hole. Ja, wir verstehen uns. Ich war blind, nun kann ich sehen.

Verbotene Begriffe

Meine Entwicklung vom Ernährungs-Deppen zum Guru des gesunden Genusses erzähle ich auch meinen Kollegen. Bewundernd bieten sie mir eine Zigarette an. Ich kenne die Verpackung: Das sind Light-Zigaretten. Aha, der Herr Kollege hat die Vorteile des Light-Seins auch schon erkannt. Ich will ein Augenzwinkern auspacken, als ich entdecke: Da steht kein Wort mehr von light wie früher. Die Zigaretten heißen jetzt „gold“ oder „red“ oder „blue“.

Warum? „Der Begriff ist mittlerweile verboten“, belehrt mich der Kollege, weil er irreführend sei. Studien haben ergeben, dass „leichte“ Zigaretten mit niedrigerem Teergehalt genauso krebsfördernd sind wie „normale“ und ebenso viele kanzerogene Giftstoffe inhaliert werden. Ich kassiere ein Zwinkern vom Kollegen und ärgere mich. Warum weiß ich das nicht?

Ich werde stutzig. Wenn das bei Zigaretten so ist, könnte es sein, dass Light-Produkte beim Abnehmen so viel helfen wie zehn Sekunden Nordic Walking?

Ich beginne ein bisschen zu recherchieren: Tatsächlich ist der Begriff „light“ nicht gesetzlich geschützt. Es muss sich bei den Produkten also nicht um kalorienarme Nahrungsmittel handeln. Ein Blick auf das Mayonnaise-Glas reicht. In riesigen Buchstaben steht light drauf, darunter ist eine Tabelle mit den Nährwertangaben. 50 Prozent Fett sind da immer noch drin, 100 Gramm enthalten immer noch 500 Kalorien! Hilfe! Und ich habe mein Light Sandwich in Mayonnaise ertränkt. Der Traum vom Model zerplatzt wie die Blase, die ich gerade mit meinem Light-Kaugummi gemacht habe.

Verzweiflung macht sich breit: Habe ich eine Woche lang die falschen Dinge gegessen? Bin ich auf eine große Lüge hereingefallen? Naja, wenigstens habe ich morgens meistens leckere

Corn-Flakes gegessen. Der perfekte Start in den Tag. Zumindest denke ich das. Ein befreundeter Ernährungswissenschaftler klärt mich auf: zuviel Zucker, zuviel Salz. Würde ich die Verpackung essen, also den Pappkarton, in dem die Flocken verkauft werden, würde ich mehr Mineralstoffe zu mir nehmen als mit den Corn Flakes.

Ach herrje! Habe ich eine Woche verschenkt bei „Projekt 15"? Ich muss auf die Waage, um Gewissheit zu erhalten. Ich falle beinahe rückwärts wieder runter: Da stehen flockige 94 Kilo! Ich habe 500 Gramm zugenommen. Nein! Ich spüre, wie die Ader auf meiner Stirn zu pochen beginnt. Ich bin hereingefallen auf den billigsten Trick der Werbeindustrie.

Aber worauf kann ich mich denn noch verlassen, wenn nicht auf den Schriftzug „light"? Mein Arzt gibt mir einen wichtigen Tipp: „Achten Sie auf den glykämischen Wert von Lebensmitteln", sagt er. „Versuchen Sie, Produkte mit niedrigem Wert zu essen, sonst steigt der Blutzuckerspiegel schnell wieder an."

Das bedeutet: Ein Stück Schokolade (auf die ich dank der Hypnose immer noch keine Lust habe) nach dem Essen sorgt dafür, dass man bereits nach zwei Stunden wieder Hunger hat, obwohl man sich zuvor satt gegessen hat. Der glykämische Wert zeigt auch, dass Obst nicht gleich Obst ist: Eine Grapefruit etwa hat einen Wert von 25, während es eine getrocknete Dattel auf 99 bringt.

Vielleicht sollte ich das einmal versuchen. Vielleicht aber sollte ich einfach nur mal wieder meine Mutter anrufen und sie fragen, was auf ihrem Einkauszettel steht. Den soll sie mir einfach faxen. Oder wieder Care-Pakete schicken.

Zahlen:

	5. Woche
Projekt	Light-Produkte
Gewicht	94 Kilo
Körperfett	18,7 %
BMI (kg/m²)	29,1
Lebensqualität	85 %
Mitmenschen	belehren mich

Tipp:
Alle Light-Produkte sind Imitate, denn ein traditioneller Lebensmittelbestandteil wie Fett, Milcheiweiß oder Zucker wird durch etwas Neues, meist durch Luft, Wasser, minderwertige Rohstoffe und Chemie ersetzt. Mit Imitaten versucht die moderne Lebensmitteltechnologie (Food Design), Nahrungsmittel wie Butter, Milch und Milchprodukte, Fleisch, u.a. nachzuahmen (zu imitieren). Aus diesem Grund ist anzuraten, Light-Produkte genau zu prüfen, bevor sie konsumiert werden. Man fängt ja auch nicht zu rauchen an, nur weil auf der Zigarettenpackung „light“ steht – und selbst das ist mittlerweile verboten. Weitere Informationen: http://www.gesundheitstrends.de/ernaehrung/lexikon/basiswissen19.php

Ich bin ein Joystick

Diesmal zappelt Jürgen im Kampf gegen die Kalorien in einem virtuellen Raum herum. Computer spielen und dabei auch noch abnehmen?

Langsam beginnt mich diese Abnehm-Geschichte zu nerven. Vor allem diese zwiespältige Form von Ruhm geht mir tierisch gegen den Strich. Nein, auf der Straße erkennt mich nach wie vor niemand. Doch hier in der Redaktion wird es immer schlimmer.

Gehe ich in die Kantine und bestelle eine Lasagne mit Salat, schon steht der Kollege aus der Panorama-Redaktion neben mir: „Ach, ist das mit der Diät schon wieder vorbei?" Zwinker, zwinker. Dahinter unterhalten sich zwei Damen vom Marketing: „Naja, so kann das nix werden bei dem." Und kaum versenke ich ein Stückchen Zucker im Kaffee, erntet man von der Kollegin aus dem Leben & Stil-Ressort ein abfälliges „Tststs".

Jeder tätschelt mir auf den Wanst, will daran reiben, weil das ja angeblich Glück bringt. Mein Büro hat sich zur Kommunikationszentrale für Besserwisser und Plaudertaschen entwickelt. Während ich gerne arbeiten würde, rotten sie sich hinter meinem Schreibtisch zusammen und prahlen mit den eigenen Erfolgen: „Also, ich hab' ja schon vier Kilo abgenommen. Schade, dass man bei Dir nichts sieht." Und: „Ich sag' nur ein Zauberwort: Mineralwasser."

Ich bin mir sicher: Irgendwo im Intranet des Süddeutschen Verlages werden Wetten abgeschlossen, dass ich kein Gramm abnehmen werde. Aber davon erzählt mir natürlich niemand.

Dabei wissen die gar nicht, was ich in dieser Woche gemacht habe. Es geht um meinen Body-Mass-Index. Der ist nämlich an allem schuld. Diese unbarmherzige, unbestechliche Zahl, die nicht einmal ich mir schönreden kann. Früher konnte ich auf den starken Knochenbau hinweisen, auf die Veranlagung. Nun aber gibt es keine Entschuldigung mehr: Ist der Index zu hoch, bist du zu dick. Basta. Und dann passiert das Unvermeidliche: Die eigene Frau schickt einen bei Wind und Wetter vor die Tür zum Joggen, wo man doch lieber vor dem Computer eine ruhige Kugel schieben wollte.

Ja, Computerspiele sind toll. Ich bin daheim in der warmen Stube, muss nur die Finger über die Controller sausen lassen und die Reflexe werden auch noch trainert. Würde ich dabei abnehmen – es wäre ein Traum. Ich kann nur sagen: Mein Traum wird wahr – sogar doppelt. „Eye Toy“ auf der PlayStation und „Wii“, die neue Konsole von Nintendo.

Der tasmanische Teufel

„Eye Toy Kinetic Combat" ist eine Mischung aus Aerobic und Kampfsport. Der Trick bei dem digitalen Fitmacher ist die „Eye Toy"-Technologie. Eine kleine Kamera wird auf den Fernseher gestellt, die mich ständig filmt. Jedes Zucken wird registriert, jede Bewegung. Neben der eigenen Person erscheinen verschiedene Objekte auf dem Bildschirm. Ein Sandsack zum Treten, Bälle zum Schlagen, Monster zum Ausweichen. Das Prinzip ist einfach: Prügelt man den Ball gegen eine Wand, gibt es Punkte. Tritt man den Sandsack hart genug, ist ein Bonus angesagt. Wird man von einem Monster berührt, sinkt die Lebensenergie oder es hagelt Punktabzug. Also wird gehüpft, getreten, geduckt, geschlagen, gedreht.

Das mache ich auch: Wie der tasmanische Teufel auf LSD rase ich durch die Wohnung, boxe gegen einen Roboter, stoße mir den Fuß am Tisch, als ich beim Kung-Fu meinem Gegner gegen das Scheinbein treten will. Ich gebe alles – und noch viel mehr. Nach zehn Minuten bin ich vollkommen durchgeschwitzt.

Ein tolles Training – mit einem kleinen Haken: Damit die Kamera jede Bewegung aufzeichnen kann, muss die Wohnung komplett ausgeleuchtet sein. Das ist noch kein Problem. Allerdings können die Nachbarn live miterleben, wie sich da einer vor dem Fernseher zum Horst macht. Wie er den Fernseher anbrüllt und jubelt, weil er endlich in der Profi-Stufe zum Weltmeister geworden ist. Ich weiß nicht, was schlimmer ist: nervige Kollegen oder belustigte Nachbarn.

Das Prinzip von „Wii Sports" ist ähnlich: Statt eines Controllers hält der Spieler zwei Stöcke in den Händen, mit denen er seine Spielfigur steuert. Die krachende Rückhand beim Tennis wird ebenso simuliert wie der Homerun beim Baseball. Mein persönlicher Favorit: Bowling. Dort gebe ich den Fred Feuerstein, tipple beim Anlauf auf den Zehenspitzen, wackle kurz mit dem Hintern und schiebe dann eine elegante Kugel. Oh je – die Nachbarn. Ich sollte mir dringend Vorhänge kaufen.

Am Ende der Woche wartet natürlich der obligatorische Gang zur Waage. Meine ist so ein digitales Ding, das einen sekundenlang zappeln lässt, bevor es endlich das Gewicht anzeigt. Aber diesmal habe ich nicht – wie sonst immer – Angst. Das Training hat so viel Spaß gemacht, da wäre es mir egal, wenn ich nichts abgenommen hätte.

Die Waage zeigt an: 93 Kilo. Ein Kilo ist weg! Sagte ich gerade, dass es egal wäre, wenn ich nichts abgenommen hätte? Vergessen Sie das ganz schnell wieder! Ich führe meinen Siegestanz auf, hüpfe wie ein Jo-Jo auf und ab und reiße die Arme nach oben. Da können die Nachbarn gerne gucken. Vor ihnen tanzt einer, der gerade die coolste Diät aller Zeiten entdeckt hat.

Ach ja: Heute in der Kantine gibt es gebackenes Putenschnitzel. Ich lasse mir ein extra großes Stück geben. Und wenn einer von meinen Kollegen wieder lästern sollte, sage ich nur: „Ich kann's mir leisten. Ich nehme sogar beim Computerspielen ab. Und Du?" Abnehmen durch Computerspielen ist toll! Das behalte ich bei, zumindest einmal pro Woche. Denn nun wird es hart: Ich habe eine Woche Urlaub und fahre mit Freunden weg. Die wollen vor allem essen und Spaß haben. Und ich? Will weiter abnehmen. Ich bleibe dran!

Zahlen:

	6. Woche
Projekt	Computerspiele
Gewicht	93 Kilo
Körperfett	18 %
BMI (kg/m²)	28,8
Lebensqualität	100 %
Mitmenschen	sind neidisch

Tipp:
Für fast alle Konsolen gibt es mittlerweile Fitness-Programme. Für die PlayStation 2 gibt es „Eye Toy Kinetic Combat", ein Fitness-Variante mit Kampfsportelementen. Nintendo hat für seine Konsole Wii das Konzept „Wii fit" entwickelt. Beide Varianten ersetzen freilich nicht den Besuch im Fitness-Studio oder das Joggen, aber die Programme sind ideal für Menschen, die zusätzlich daheim ein wenig Sport treiben möchten. Vor allem der Mehrspieler-Modus kann dazu führen, dass man sich nicht stöhnend zum Sport schleppt, sondern gerne aktiv wird. Weitere Informationen: http://wii.nintendo.de, http://de.playstation.com/

Ich bin ein fauler Sack!

Ohne Sport kann man nicht abnehmen. Deshalb fährt Schmieder im Kampf gegen die Kalorien in den Fitness-Urlaub – und muss einsehen, dass er für Anstrengung nicht gemacht ist.

Bei der Vorbereitung auf die Fußball-Saison gibt es den so genannten Cooper-Test: Zwölf Minuten muss man dabei laufen, so weit die Füße tragen. Ohne Pause. Es ist nicht nur ein Ausdauertest, sondern auch eine Prüfung für den Willen. Drei Kilometer sollte ich schon schaffen, sagt der Co-Trainer vorher. Ich schaffe 2700 Meter, lande im hinteren Mittelfeld und erlange die bittere Erkenntnis: Ich bin ein fauler Sack.

Ich würde das vor den dürren Jünglingen, die weiter kamen als ich und danach immer noch fröhlich um den Platz liefen, niemals zugeben. Abends auf der Couch jedoch, auf der Suche nach einer Position, in der ich keinen Krampf in irgendeinem Muskel bekomme, muss ich mir eingestehen, dass der Ehrgeiz schon mal größer war. Sich quälen, schinden, abrackern? Ach was!

Und was machen faule Säcke in der Quarter-Life-Crisis? Sie fahren in Urlaub. Aber nicht ins Wellness-Spa auf die Malediven, sondern ins Fitness-Hotel im Bayerischen Wald. Da ist die Überwindung der Faulheit in der Vollpension inbegriffen.

Nun ist das mit dem Urlaub so eine Sache: Ich könnte endlich die Dinge tun, die ich tun sollte: viel bewegen, sich Zeit für gesundes Essen nehmen, Vitamin-Shakes mixen. Aber ich hätte es mir auch verdient, die Dinge zu tun, die ich tun möchte: stundenlang rumliegen, mich mit Fast-Food vollstopfen, billiges Bier trinken.

Ich bin alt genug, um zu wissen, was das Richtige für mich ist. Ich will mich für die zweite Variante entscheiden.

Das hätte prima geklappt, wäre mein Urlaub nicht ein Gruppen-Ferienlager mit alten Freunden gewesen. Wir haben uns ein Hotel ausgesucht, das wie ein Erlebnisparcours für Aktiv-Extremisten aussieht. Es gibt keinen Handy-Empfang und keinen Computer, dafür aber so ziemlich jeden Sport, der jemals erfunden wurde. Wie gemacht für einen, der 15 Kilo abnehmen muss.

Wo sind die Schmerzmittel?

Am ersten Tag mache ich den Vorschlag, es zu Beginn bei Minigolf, Kegeln und Eisstockschießen zu belassen. Das sind meine Traumsportarten, man sollte sie ins Olympische Programm aufnehmen. Selbst hüftsteife Grobmotoriker wie ich verzeichnen schnell erste Erfolge, ich muss mich wenig bewegen und darf nebenher auch noch Bier trinken. Toll, das.

Am Abend wartet jedoch die erste Herausforderung: Fußball in der Turnhalle. Mein Bruder, mein Schwager und mein Neffe spielen mit, dazu noch drei Freunde. Die Gelegenheit, bei einem einzigen Event die Familienhierarchie zurechtzurücken und den Kumpels eine deftige Niederlage beizubringen. Meine Mannschaft gewinnt knapp und ich verbringe den Rest des Abends mit der Suche nach einem Schmerzmittel für meinen Rücken. Mann, bin ich faul geworden!

Am nächsten Morgen steht mein Neffe vor der Tür: Zeit für das alljährliche Tischtennis-Duell, wie immer geht es um fünf Euro pro Satz. Mein Rücken ist wieder eingerenkt, seit meine Frau drübergelaufen ist. Ich fühle mich topfit, schwinge mich in den Trainingsanzug und schnappe mir den Schläger. Das Ergebnis? Sagen wir es so: Mein Neffe ist nun ein reicher Mann und ich brauche schon wieder jemanden, der mir auf den

Rücken steigt. Ich wusste gar nicht, dass meine Lendenwirbel beim Knacken das gleiche Geräusch machen wie Corn Flakes beim Zerbeißen.

So geht es den gesamten Urlaub. Es bleibt keine Zeit zum Ausruhen, weil ständig jemand kommt und mich zur Aktivität zwingt. Sie meinen es ja nur gut und wollen mir helfen, meine Faulheit zu überwinden. Meine Frau will wandern, mein Trauzeuge braucht eine Lektion im Basketball, mein Bruder will sich im Badminton versuchen. Ich bin nicht im Urlaub, ich bin auf der Flucht!

Kein Schlaf, dafür Essen

Meistens flüchte ich in den Speisesaal, der einen rund um die Uhr mit Essen versorgt. Vollpension-Hotels sind die Sirenen für jeden Abnehm-Odysseus. Von allen Seiten werde ich gelockt, ich müsste mich am Eingang festketten, um nicht ständig ans Essen zu denken. Das einzig Positive daran ist, dass sich Hotels im neuen Jahrtausend dem Bio-Wellness-Wahn angeschlossen haben und nur noch auf den Tisch bringen, was mit allen Diäten dieser Welt vereinbar ist. Meine einzige Rettung.

Am Ende des Urlaubs bin ich total fertig. Zuviel Aktiv-Erholung, zuviel Freizeit-Stress, zuviel gesundes Essen. Geschlafen habe ich während der Ferien insgesamt keine 15 Stunden, dafür war ich ebenso lange beim Essen. Das konnte nicht gut gehen.

Ich muss auf die Waage. Sie zeigt an: 93 Kilo und 18,3 Prozent Körperfett. Also keine Veränderung zur Vorwoche. Und dafür war ich im Fitness-Urlaub? Naja.

Vollkommen ausgelaugt gehe ich wieder in die Arbeit. Ein Mensch wie ich ist nicht gemacht für Ferien und Erholung. Ich bin geschaffen für einen Streichelzoo, den man Büro nennt, für einen bequemen Sessel und für einen Bildschirm vor meiner Nase. Und abends für eine Sportart mit dem Namen Extreme Couching.

Urlaub kann es nicht sein. Ich brauche strengere Maßnahmen. Da kommt der Aschermittwoch gerade recht, der Beginn der Fastenzeit. Höchste Eisenbahn für gute Vorsätze und eine Woche ohne Fleisch. Hiermit rufe ich sieben Tage vegetarische Ernährung für mich aus! Ob es hilft? Ich bleibe dran!

Zahlen:

	7. Woche
Projekt	Fitness-Urlaub
Gewicht	93 Kilo
Körperfett	18,3 %
BMI (kg/m²)	28,8
Lebensqualität	90 %
Mitmenschen	haben mir gefehlt

Tipp:
Es muss nicht immer Wellness oder Sightseeing sein: Ein Aktivurlaub ist eine interessante Alternative, wenn man sich vom Bürostress erholen möchte. Zahlreiche Hotels haben mittlerweile Angebote für Aktive. Ich persönlich würde ein Hotel wählen, in dem man viele verschiedene Sportarten ausprobieren kann. Auf diese Art ist man nicht von vornherein festgelegt und kann auch einseitiges Training ausschließen. Weitere Informationen unter: http://www.funsporting.de/Sportreisen/sportreisen.html

Der Feind an meinem Tisch

Herr Schmieder hat beschlossen, sich eine Woche lang vegetarisch zu ernähren. Zu dumm, dass seine Frau seit Jahren Vegetarierin ist und plötzlich in Ernährungsfragen alles besser weiß. Ein falsches Wort am Mittagstisch kann eine Ehe ins Wanken bringen.

Ich gebe es zu: Ich liebe Fast Food – vor allem am Abend. Wenn ich von der Arbeit nach Hause gehe, dann gibt es nichts Schöneres, als an einer Bude stehen zu bleiben und mir etwas Warmes zu besorgen. Ich muss daheim nicht mehr kochen, es geht relativ schnell und satt werde ich auch noch. Prima.

Mir ist natürlich klar, dass Fast Food beim Abnehmen so viel hilft wie Salz auf einer offenen Wunde. Es gibt aufgeweichte Allwettersemmeln, Frittenfett-Kartoffeln und so viel Öl auf jedem Gericht, dass man damit ohne Probleme die Exxon-Valdez-Katastrophe nachstellen könnte. Aber es schmeckt und geht schnell. Mehr zählt nicht am Abend.

Nun habe ich für mein „Projekt 15“ in dieser Woche sieben vegetarische Tage ausgerufen und muss feststellen, dass Fast-Food-Läden absolute Diaspora für Vegetarier sind. Als warme Alternative zum Fleisch gibt es in den bekannten Burger-Shops gerade einmal Pommes, Imbissbuden bieten für den Vegetarier ein getoastetes trockenes Brötchen an. Nur mein Döner-Laden um die Ecke hält eine Falafel-Tasche bereit.

Also heißt es für mich: In dieser Woche wird gegessen, was daheim auf den Tisch kommt. Das bedeutet jedoch, dass in meinem kalorischen Leben plötzlich jemand das Sagen hat, der bisher außen vor blieb: meine Frau. Sie ist seit Jahren Vegetarierin und kennt sich somit bestens aus mit fleisch- und fischfreier Kost. Die nächste Bastion des Mann-Seins – nachdem Frauen seit der WM auch im Fußballstadion das Sagen haben – ist gefallen.

So schnell kehren sich die Vorzeichen einer Beziehung um. Bisher war ich Herr über Herd und Ofen. Ich habe mir meine Sachen selbst gekocht – oder vom Fast-Food-Restaurant kochen lassen. Nun aber hat meine Frau die Hosen an, beziehungsweise die Kochmütze auf.

Vegetarische Bärchen

Gleich am ersten Tag wird der Kühlschrank ausgeräumt: Sämtliche Wurstwaren werden an ihren Trauzeugen verschenkt, die Fischkonserven versteckt sie irgendwo, wo ich sie nicht finden kann, und meine Notreserven an Gummibärchen überlässt sie den Nachbarn.

Halt! Moment mal! Gummibärchen? Die sind doch vegetarisch! „Und die Gelantine?“, fragt sie mich und schüttelt ungläubig den Kopf. Dann belehrt sie mich, dass zehn Prozent des Rohstoffs vom Rind stammen. Sie murmelt noch etwas vom BSE-Skandal und von „und so was will informierter Journalist sein“. Ich kontrolliere die Packung: Oh je, es stimmt, was sie sagt. Ich finde: Man sollte Gummibärchen in Rinder-Bärchen umbenennen.

Meine Frau hat sich am ersten Abend richtig ins Zeug gelegt. Um mir den Abschied vom Fast-Food zu erleichtern, hat sie einen Dinkel-Burger gekocht. Dinkel – das weiß sogar ich – ist die Urform des heutigen Weizens. Vor allem Menschen mit Weizen-Allergie setzen auf Dinkel. „Du machst mir also einen Getreide-Burger“, sage ich: „Tolle Wurst!“ Ich dachte, das wäre ein toller Spruch. Ich ernte aber nur den Blick.

Wer verheiratet ist weiß, was der Blick bedeutet: Er ist eine Mischung aus Verachtung und der Überlegung, warum man diesen Kerl je geheiratet hat. Jede Frau hat den Blick drauf und kein Mann kann sich dagegen wehren. Ich esse meinen Dinkel-Burger. Er schmeckt prima, aber das traue ich mich nicht zu sagen – ich habe Angst, dass sie es als Sarkasmus auslegt und mich mit einem weiteren Blick bestraft. Auch dass die Küche aussieht, als hätte der tasmanische Teufel mit Epilepsie darin gekocht, verschweige ich lieber.

Am Wochenende gehen wir gemeinsam zum Italiener. Auf der Speisekarte tun sich völlig neue Welten auf. Seit über zwei Jahren gehen wir regelmäßig dort essen, aber über die Seiten mit „Pesce" und „Carne" bin ich bisher nicht hinaus gekommen.

Ich bestelle mir einen Salat und eine vegetarische Pizza. Darauf ist: Sahne, Rucola, Tomaten und verschiedene Käsesorten. Herrlich! Es ist eine der besten Pizzen, die ich je in meinem Leben gegessen habe. „Das sag' ich Dir doch schon ewig", sagt meine Frau. Warum gibt es eigentlich keinen Blick für Männer?

Am Ende der vegetarischen Woche dann der Härtetest: Ich versuche, ein vegetarisches Gericht hinzubekommen. Ich habe mir extra ein Kochbuch gekauft: „Vegetarisch aus aller Welt". Da stehen so Leckereien drin wie „Sauerkrautauflauf mit Prosecco", „Chili sin carne" oder „Kohlrabi-Fenchel-Lasagne". Nun, für den Anfang wollen wir es mal nicht übertreiben. Was Einfaches soll es sein.

„Doch lieber zum Italiener"

Ich versuche Gnocchi mit feiner Tomatencreme. Nein, keine Fertig-Sauce aus der Packung wie sonst. Ich kaufe frische Sachen: zwei Knoblauchzehen, zehn Oliven, 400 Gramm Tomaten, Thymian, Sahne, Tomatenmark, Parmesan und saure Sahne. Allein das Einkaufen dauert 40 Minuten und kostet mich die Hälfte meiner Nerven. Wie einfach war das vorher: ein Schnitzel, Tiefkühl-Pommes und eine Flasche Ketchup.

Den Rest meiner Nerven verbrauche ich beim Kochen. Knoblauch schälen, Oliven in Ringe schneiden, Tomaten abwiegen, in großen Mengen Salz dazugeben. Während ich fluche, surft meine Frau im Internet und lacht. Da ich nicht feststellen kann, ob sie sich über das neueste You-Tube-Video oder über mich amüsiert, bleibt die Ehe heil. Vorerst.

Als sie nämlich das Essen probiert, verzieht sie das Gesicht, als hätte sie gerade vom Zahnarzt erfahren, dass eine Wurzelbehandlung ansteht. „Lass uns doch lieber runter zum Italiener gehen", sagt sie. Ich bin stinksauer! „Das schmeckt doch", sage ich, nehme einen großen Bissen und muss feststellen, dass ich doch noch verliebt bin. Ich habe die Sauce völlig versalzen.

„Mach' Dir nichts draus", sagt meine Frau. „Morgen koche ich wieder." Sie tätschelt mir dabei den Kopf, als wäre ich ein zurückgebliebener Lehrlings-Koch.

Der Gang auf die Waage erweist sich dann aber als Triumphmarsch. Ich habe ein Kilo verloren, das Körperfett ist auch wieder gesunken. Dank vegetarischer Kost und den Kochkünsten meiner Frau. Der Ehekrach ist beendet. Was ein kleines Kilo so bewirken kann!

Wir feiern den Erfolg mit einer vegetarischen Lasagne und gelatinefreien Gummibärchen als Nachtisch.

Vegetarisch essen war ein voller Erfolg. Und da ich deshalb beschlossen habe, mehr auf meine Frau zu hören, wartet in dieser Woche der ultimative Härtetest für jeden Mann: die Brigitte-Diät! Da heißt es als Mann: tapfer sein! Ich bleibe dran!

Zahlen:

	8. Woche
Projekt	Vegetarische Woche
Gewicht	92 Kilo
Körperfett	17,9 %
BMI (kg/m²)	28,5
Lebensqualität	50 %
Mitmenschen	sind froh, dass sie Single sind

Tipp:
Es ist ja gar nicht so einfach, die verschiedenen Formen des Vegetarismus zu unterscheiden. Ich persönlich habe mich nur eine Woche lang fleischlos ernährt, deshalb kann ich nicht sagen, wie man sich fühlt, wenn man Ovo-Lacto-Vegetarier oder Veganer ist. Mir hat die Woche ohne Fleisch sehr gut getan und ich lege auch jetzt hin und wieder eine vegetarische Woche ein. Weitere Informationen:http://www.vitavegetare.com/de/index.php, http://vegetarisch-einkaufen.de/

3. Monat (März)

Professionelles
Biertrinken und Paranoia:
die erste Krise.

Gott sei Dank: Ich bin krank!

Schmieder will die Brigitte-Diät testen und wird plötzlich krank. Also muss er eine Woche lang auf sein „Projekt Sixpack" verzichten – mit einem erstaunlichen Ergebnis.

Ja, ich weiß: Die Kolumne der vergangenen Woche war voller Vorurteile. Der Mann will sich anständig ernähren, hat natürlich keine Ahnung davon und ernet den strafenden Blick der Ehefrau. Sie achtet auf Gesundheit. War ja klar! Was soll ich also als wild entschlossener Abnehm-Junkie tun, wenn ein Teil der Leser mitfühlen kann („Den Blick kenne ich!"), der andere sich über die Klischeehaftigkeit der Beschreibung einer Ehe („Das war ja zu erwarten!") aufregt?

Es gibt zwei Möglichkeiten: Ich entschuldige mich brav bei dem einen Teil der Leser – was ich hiermit tue – und zwinkere dem anderen zu – was ich hiermit auch tue. Oder ich gehe in die Offensive und damit dahin, wo es wirklich weh tut: Von den lieben Kolleginnen des Lifestyle-Ressorts leihe ich mir die Januar-Ausgabe der Zeitschrift „Brigitte" aus. Auf dem Titel steht in riesigen Lettern: „Die neue Brigitte-Diät – die Diät, die in Ihr Leben passt."

Geht's noch klischeehafter? Ein Mann mit ausgeprägtem Hang zum Masochismus und einer Allergie gegen Weisheiten aus Frauenzeitschriften will die wohl bekannteste Frauen-Diät ausprobieren und darüber schreiben. Na, auf die Leserpost bin ich mal gespannt.

Mein Ziel ist der „2-Wochen-Plan für alle, die nicht kochen wollen". Ich habe mir schon Eierpfannkuchen, Actimel, Gulaschpfanne und eine Steinofen-Pizza gekauft. Doch gleich am Morgen des ersten Tages der Schock: Eine Grippe streckt mich nieder. Um mich aus dem Bett zu bewegen, wäre ein Kran oder eine Hebebühne nötig gewesen.

Die Sache hat aber auch etwas Gutes. Mein Hausarzt sagt bei der Untersuchung: „Sie müssen viel trinken, viel schlafen. Von einer Diät ist im Moment eher abzuraten."

Boxen mit dem Feuilleton-Chef

Tja. Da hatte ich mich schon gefreut, 99 Prozent aller Mann-Frau-Klischees einzupacken und in diese Kolumne einzuwickeln. Ich hätte mich ausgelassen über Frauenzeischriften, Problemzonen und grinsende Titelblatt-Damen. Huiuiui, das wäre ein voller Briefkasten geworden.

So aber habe ich endlich einmal Zeit, mich in aller Ruhe umzusehen, welche Diäten ich in der nächsten Zeit so in Angriff nehmen könnte: die Astro-Diät, den Vibro-Shape-Bauch-Weg-Rüttler, Box-Training mit dem neuen Feuilleton-Chef.

Also ab ins Internet. Und was sehe ich? Einen Bericht über Forscher der Stanford-Universität, die vier prominente Diäten verglichen haben: Die Atkins-Diät – benannt nach ihrem Erfinder Robert Atkins – basiert auf der Überzeugung, dass man durch eine kohlenhydrat-arme Diät den Körper zwingen muss, das überschüssige Fett zu verbrennen. Dann die LEARN-Gruppe: Wenig Fett, viele Kohlenhydrate lautet hier die Formel. Dazu die Ornish-Diät. Diese Diät soll zudem gegen Bluthochdruck und zu hohen Cholesterinspiegel wirken und setzt Obst, Gemüse und Getreideprodukte auf den Speiseplan. Und zuletzt die Zone-Diät, nach ihrem Initiator Barry Sears auch Sears-Diät genannt. Diese Diät ist arm an Kohlenhydraten und verlangt vom Teilnehmer, jeden Tag anteilig 30 Prozent Eiweiß, 30 Prozent Fett und 40 Prozent Kohlenhydrate zu sich zu nehmen.

Das Ergebnis der Wissenschaftler: Die richtige Diät ist tatsächlich nicht alles. Um den Erfolg beim Abnehmen zu vergrößern, sind den Forschern zufolge weitere Maßnahmen, wie beispielsweise regelmäßige körperliche Bewegung notwendig.

Als ich das las, musste ich zwischen all dem Husten und Schniefen auch ein wenig schmunzeln. Die Forscher belegen also in einer Studie meine amateurhafte These: Es gibt nicht zwingend die eine supertolle Mega-Diät, das Allheilmittel gegen den Bierwanst und die Speckhüften. Ich fühle mich bestätigt in meiner „Abwechslungs-Diät": Jede Woche was anderes und am Schluss mal sehen, was dabei rauskommt.

Ach ja, ich wollte ja eigentlich von Klischees berichten. Das kann ich auch ohne Brigitte-Diät. Ich liege nämlich im Bett und leide fürchterlich. Meine Frau fragt – Achtung, großes Vorurteil – besorgt: „Kann ich etwas für Dich tun? Kann ich Dir was zu essen machen?"

Ich trinke die ganze Woche brav Tee, esse Pudding und Butterkekse, liege im Bett, lese, inhaliere, gucke fern – und tue eigentlich nichts, was in irgendeinem Sinne mit einer Diät zu tun hat. Nach vier Tagen bin ich wieder topfit, aber ich denke mir: Nun ist die Woche schon verloren, nennen wir sie einfach eine „Ausfall-Woche".

Und am Mittwoch habe ich tatsächlich ein halbes Kilo verloren. Wer hätte das gedacht? Wenn ich gewusst hätte, dass das so einfach wird, hätte ich von Anfang an nichts gemacht. Nein, liebe Leser, ich weiß schon, dass es vor allem der Flüssigkeitsverlust während der Krankheit war, der dafür gesorgt hat, dass ich abgenommen habe.

Deshalb geht es nächste Woche voller Elan ins nächste Projekt. „Wieso nächstes Projekt?", fragt mich die Kollegin und lacht hinterhältig. „Die Brigitte-Diät ist doch nur um eine Woche verschoben." Das ist kein Klischee: Wenn's um die Arbeit geht, sind Frauen einfach nur gemein!

Also, in der kommenden Woche: der ultimative Härtetest für jeden Mann: die Brigitte-Diät! Da heißt es als Mann: tapfer sein! Ich bleibe dran!

Zahlen:

	9. Woche
Projekt	ausgefallen
Gewicht	91,5 Kilo
Körperfett	17,7 %
BMI (kg/m²)	28,4
Lebensqualität	30 %
Mitmenschen	haben Verständnis

Tipp:
Ich kann – auch nach Rücksprache mit meinem Arzt – nur sagen: Verzichten Sie bei Krankheit weitgehend auf eine Diät. Kurieren Sie sich aus und machen Sie weiter, wenn Sie sich wieder 100% fit fühlen.

Die Diät-Verschwörung

Jürgen Schmieder testet die Brigitte-Diät und stellt fest, dass er in einer Welt des Product-Placement und der übereifrigen Mitmacher gefangen ist. Das Schlimme: Man kommt nicht mehr raus!

Die Ankündigung auf Seite zwei der Beilage ist vielversprechend: „Ab jetzt passt die neue BRIGITTE-Diät noch besser in Ihren Alltag, in Ihr Leben. Ob Sie beruflich angespannt oder oft unterwegs sind, ob Sie privat viel um die Ohren haben, gern kochen oder lieber nicht ... in diesem Extra-Heft finden Sie das Richtige für sich."

Na, das ist doch prima: Die Zeitschrift kümmert sich um mich. Schneidet eine Diät direkt auf mich zu. Sind Frauen-Zeitschriften immer so? Ich wähle die Option „Der 2-Wochen-Plan für alle, die nicht gern kochen wollen." Freilich koche ich gerne und meiner Frau zufolge auch ganz passabel, aber um die die Variante „Selber kochen" umsetzen zu können, müsste ich beim Chefredakteur eine Woche Sonderurlaub beantragen. Der würde es zwar bestimmt prima finden, wenn ich ihm mal eine Woche nicht mit komischen Ideen auf die Nerven gehen würde, aber bezahlter Urlaub, nur damit der Redaktions-Moppel eine Diät testet, findet er übertrieben.

Im Rush-Hour-Supermarkt-Getümmel

Das Programm liest sich richtig toll: Bis zu fünf Mahlzeiten am Tag sind angegeben, man darf sich kulinarisch bestens austoben. Ach, was sag ich: kräftig den Wanst vollschlagen! Hocherfreut und motiviert wie die deutsche Nationalelf vor dem Argentinien-Spiel gehe ich einkaufen. Sie erinnern sich: Vor wenigen Wochen habe ich schon mal meine Schwierigkeiten im Supermarkt gebeichtet, doch diesmal ist alles anders. Denn bei der BRIGITTE-Diät ist der Einkaufszettel inklusive.

Also ab ins Rush-Hour-Supermarkt-Getümmel, um für die ersten drei Tage einzukaufen. Die Ellenbogen-Schoner sind dran, die Nerven nach einem grandiosen Kicker-Erfolg gegen den Produktmanager absolut gestählt.

Am Anfang läuft alles bestens. Die Eierpfannkuchen liegen griffbereit, die Gulasch-Pfanne und die Tiefkühl-Pizza, die ich aus der überragenden „We love Deutschlaaaand"-Werbung bestens kenne, ebenfalls. Alles liegt im Einkaufswagen, als ich einen Mann in meinem Alter vorbeischieben sehe. In seinem Wagen. Eierpfannkuchen, Gulasch-Pfanne und Tiefkühl-Pizza. Ha!, denke ich mir, Frauenzeitschriften-Leser! Er sieht meine Einkäufe an und wirft mir einen überheblich-verächtlichen Blick zu, der sagen will: Ha! Frauenzeitschriften-Leser!

Dann aber das erste Problem: Es gibt nur die Billig-Version des die Abwehrkräfte stärkenden Energie-Drinks. Das geht ja nun gar nicht! Das Ding hat mit Sicherheit einige Kalorien mehr, dafür fehlen bestimmt die Spurenelemente und ein paar Vitamine. Nein, wenn ich die Sache schon durchziehe, dann mit den Original-Produkten. Gibt ja noch andere Supermärkte.

Allerdings gilt in Deutschland immer noch das unsägliche Ladenschlussgesetz. Also lege ich einen 1500-Meter-Sprint hin, verbrauche dabei bestimmt 200 Kalorien, um gerade noch in den anderen Markt zu huschen. Da gibt es dann alles, was der BRIGITTE-Magen begehrt. Sündhaft teuer, aber immer noch billiger, als später für eine Fettabsaugung blechen zu müssen.

Es geht los: Am ersten Tag gibt es wie gesagt Pfannkuchen, Gulasch und eine Pizza. Schmeckt alles lecker, nur: Das Gulasch reicht gerade mal für meine linke Magen-Hälfte. Die rechte schreit: „Meeeeehr!" Gibt's aber nicht. Am zweiten Tag steht als Frühstück eine Bio-Buttermilch auf dem Speiseplan. Unter uns: Bio-Buttermilch schmeckt wie offener Fuß. Aber niemand hat gesagt, dass es leicht wird. Man muss auch mal dorthin gehen, wo es weh tut.

Das tue ich auch. In Internet-Foren besprechen sich nämlich die Mitglieder der BRIGITTE-Diät-Bewegung. Wenn man sich dort bewegt, denkt man, die Illuminaten persönlich aufgestöbert zu haben. Da werden geheime Alternativ-Pläne diskutiert, über die böse Atkins-Diät gelästert, der Glyx-Index gebrandmarkt. Besonders auffällig: über 30 Prozent der Foren-Teilnehmer sind männlich.

Schon wieder Pizza

Aber zurück zur Diät: Am dritten Tag gibt es mittags eine Pizza. Schon wieder? Zwar von einem anderen Anbieter, aber ich wundere mich über die fehlende Variation.

Dann jedoch habe ich eine Eingebung wie die beiden Emmaus-Jünger, als sie Jesus das Brot brechen sahen: Die BRIGITTE-Diät ist nichts anderes als eine riesige Product-Placement-Plattform. Der Joghurt muss von der einen Firma sein, das Vollkornbrot ist nur von der anderen Firma wirklich tauglich und als Snack taugt freilich auch nur der eines bestimmten Unternehmens. Ich kontrolliere, was bei der zweiten Woche empfohlen wird: andere Produke – von den gleichen Firmen.

Ich stürze mich in ein Internet-Forum, um meine Entdeckung preiszugeben. Aber als Antwort bekomme ich nur einen Smiley, der verständnislos mit dem Kopf schüttelt. „Das ist doch klar“, schreibt einer dazu. Ich will kontern: „Dann kaufe ich eben die gleichen Produkte von anderen Firmen!“ Die Antwort ist schneller da, als ich meinen Internet-Browser hochfahren kann: „Nein, denn die Diät ist auf diese Produkte ausgelegt. Bei anderen verfälschst du das Ergebnis.“

Hilfe! Ich bin gefangen inmitten einer Diät-Verschwörung. Es bleiben nur zwei Möglichkeiten: Entweder ich versuche auszusteigen – muss dann aber damit rechnen, dass mir auf Lebenszeit der Zugang zu Internet-Foren verweigert wird. Oder ich mache bis zum Ende der Woche weiter.

Ohne Druck von den Kollegen (Zitat: „Mach bloß weiter, du Ausreden-Profi!“) gehe ich also den Endspurt an. Immerhin: Ich lerne, dass Geflügel-Jagdwurst prima schmeckt, dass Diäko kein finnischer Urlaubsort ist und dass Schnell-Restaurants auch Tiefkühl-Produkte verkaufen.

Fest steht aber auch: Ich habe jeden Abend Hunger. Klar, der Sinn einer Diät ist nun mal, weniger zu essen und sich ein wenig zu kasteien. Aber ich spreche von Heißhunger, von der Lust, endlich was anderes zu essen als Tiefkühl-Pizza und abgepacktes Sonnenblumen-Brot.

Nun ja, wenigstens die Waage sollte nach sieben Tagen mit 1200 Kalorien etwas Vernünftiges anzeigen. Da stehen – wie in der Vorwoche – 91,5 Kilogramm. Ich sehe schon: Nicht nur Internet-Foren, auch meine elektronische Waage hat sich gegen mich verschworen. Allen, die mich jetzt für paranoid halten, kann ich, getreu dem Motto des Akte-X-Agenten Fox Mulder, nur sagen: Nur weil ich paranoid bin, heißt es noch lange nicht, dass ich nicht verfolgt werde.

Deshalb gehe ich nächste Woche eine urbayerische Form der Fasten-Diät an: die Starkbier-Diät. Das wird ein Spaß! Auf zum Nockherberg!

Zahlen:

	10. Woche
Projekt	Brigitte-Diät
Gewicht	91,5 Kilo
Körperfett	17,9 %
BMI (kg/m²)	28,4
Lebensqualität	50 %
Mitmenschen	denken, ich sei paranoid

Tipp:

Das Heft mit der Diät ist in jedem Jahr das erfolgreichste des Magazins „Brigitte". Im Internet gibt es zahlreiche Tipps und Rezepte, die den Leser bei der Diät unterstützen. Ich war von der Brigitte-Diät eher enttäuscht, was aber auch daran liegen kann, dass ich sie nur eine Woche versucht habe.
Weitere Informationen: http://www.brigitte.de/diaet/

Mit Bier zum Idealgewicht

Schmieder lebt ein Wochenende lang wie ein Mönch in der Fastenzeit: trocken Brot und Doppelbock. Das Fazit: Er hat viele neue Freunde und ein Kilo weniger.

Mein Schwager hat ein T-Shirt, darauf steht: „Ich glaub, ich werd zum Mönch!“ Darunter ist ein dicker Geistlicher eines bekannten Klosters abgebildet, der einen gewaltigen Steinbierkrug in der Hand hält. Nun hat mein Schwager viele T-Shirts, dieses eine aber fällt mir besonders auf. Das könnte daran liegen, dass er es seit mehr als zehn Jahren besitzt – was meine Bewunderung noch steigert, da er im Gegensatz zu mir auf seine Sachen aufpasst.

Es könnte aber auch daran liegen, dass ich seit mehr als zehn Jahren rätsle, was der Spruch bedeuten könnte, warum ein verheirateter Mann es unglaublich lustig findet – und das tut er, was ich an seinem schelmischen Gesichtsausdruck erkenne, wenn er es trägt –, dass auf seinem T-Shirt steht: „Ich glaub, ich werd zum Mönch!“

Will er seine Frau auf den Arm nehmen und über das T-Shirt kommunizieren, er wäre lieber wieder single? Ist es ein Gruß an Gott? Keine Sorge, bald gebe ich mein Lotterleben auf und werde zum Geistlichen. Oder gefällt ihm nur die Vorstellung, in einer Jute-Kutte einen dicken Steinkrug mit Bier anzuheben?

Seit wenigen Woche habe ich eine neue Idee davon, was das T-Shirt aussagen könnte. Ich war am Nockherberg. Dort gibt es in der Fastenzeit das Salvatorbier – ein edles Gebräu mit mindestens 18 Prozent Stammwürze und etwa acht Prozent

Alkohol. Schon im Jahr 800 nach Christus wird vom ersten Starkbier überliefert: „Das Geheimnis der Würze kennt nur der Abt."

Wie ein Mönch in der Fastenzeit

Während der zweiten Maß auf dem Nockherberg werde ich vom Bruder meiner besten Freundin aufgeklärt, wie das so war mit dem Fasten und dem Bier bei den Mönchen. Die Fastenzeit im 15. Jahrhundert war streng, nur wenige Speisen waren erlaubt. Im sonnigen Italien kamen die Mönche damit gut zurecht, im hundskalten München war das Fasten eine Qual. Da entdeckten die Geistlichen das Bier. Nein, nein, nicht um sich das Fasten schön zu saufen, sondern wegen des Nährgehalts. Also begannen die Mönche, selbst Bier zu brauen und nannten es ehrfürchtig „des heiligen Franz Öl" oder „Sankt-Vaters-Bier."

Da kam mir die Erleuchtung. Warum nicht ein Wochenende leben wie ein Mönch in der Fastenzeit? Als Nahrung nur trockenes Brot, die Nährstoffe liefert der süffige Doppelbock. Es sei noch gesagt, dass ich zuerst geplant habe, diese Form der Diät eine Woche lang durchzuhalten, den Plan aber aus Rücksicht auf Vorgesetzte und Kollegen in der Arbeit schnell verworfen habe – obwohl ich mir sicher bin, dass einige denken, ich würde eh die Hälfte meiner Texte im Delirium schreiben.

Am Freitag ging es also auf den Nockherberg, als Grundlage dienten zwei Scheiben Brot. Ich weiß von diesem Abend nicht mehr viel. Von einem Freund weiß ich, dass ich nach der dritten Maß auf dem Tisch stand, lauthals „Heeeeeeey Baby" und „Viiiiiiva Bavaria" gerufen und mit dem Mann vom Nebentisch eine innige Freundschaft geschlossen habe. Am nächsten Morgen habe ich in meiner Jackentasche noch eine Taxirechnung von mehr als 50 Euro gefunden – der Mann muss über Garmisch gefahren sein.

Aber aufgeben ist nicht: Also zapfe ich mir am Samstagmorgen das erste Bier. Nun habe ich sehr lange kein Bier mehr vor dem Mittagessen getrunken – und noch nie eins auf nüchternen Magen. Hoppla, das knallt. Ich falle sofort wieder ins Bett und schlafe ein. Eigentlich wollte ich ins Fitness-Studio und mit meiner Frau zu Ikea, aber das fiel aus. Ich wache pünktlich zur Sportschau auf. Weil der HSV wieder nur Unentschieden spielt, gönne ich mir das nächste Bier und proste imaginär meinem Bruder zu.

Abends bin ich mit Freunden in einer Münchner Bar verabredet, die eher für RTL2- und 9-Live-Moderatoren bekannt ist, die angesagte Cocktails schlürfen und Leuten, die nicht „aus dem Business“ sind, ihr interessantes Leben erzählen. Ich bin an diesem Abend der geduldigste Zuhörer – auch deshalb, weil jede Silbe links in meinen Kopf hineingeht, kurz vom „Doppelbock“ gefiltert wird und rechts wieder nach außen dringt. Ab sofort habe ich viele neue Freunde „im Business“.

Am Sonntag dann kann ich bis 12 Uhr ausschlafen und habe komischerweise kein Kopfweh. Auch der Hunger hält sich in Grenzen, trockenes Brot schmeckt gar nicht schlimm. Prima Sache, die Frühjahrskur mit Starkbier.

Ach ja, zu Brot und Bier fällt mir noch eine Geschichte ein: Als 1844 in München der Brotpreis erhöht wurde, nahmen es die Bürger ohne Protest hin. Als aber kurz vor dem Salvator-Anstich der Bierpreis auf sechs Kreuzer nach oben gesetzt wurde, demolierten die Münchner ihre Gasthäuser und Brauereien. Das Militär sollte schlichten, war aber selbst gegen die Erhöhung und unternahm nichts. Nach drei Tagen kostete das Bier wieder so viel wie vorher. Vielleicht erklärt das den Spruch: „Ein durstiger Münchner ist ein wütender Münchner.“

Hilfe, ich bin kein Student mehr!

Zurück zu meinem Wochenende. Ich bin fertig. Zu Studentenzeiten nannte man drei durchzechte Tage einfach „Semesteranfang“. Jetzt spüre ich jeden Muskel, den ich während der Nacht bewegt haben muss. Ich bin so müde, dass ich die

Sonntags-Spiele der Bundesliga verpasse. Das ist mir zum letzten Mal vor sechs Jahren passiert – und da war ich in Amerika. Mönche mögen für diese Art Diät geschaffen sein, aber keine speckigen Journalisten

Egal, diesmal geht es schon am Montagmorgen auf die Waage. Sie zeigt an: 90,5 Kilo, ein Kilo ist weg. Unglaublich. Die Diät hat gewirkt. Ein Kollege nennt mich am Montag „Eisenleber“, ich kontere nur verkatert: „Fortis ab invicta cruce celia sit benedicta – Gesegnet seiest du, Starkbier vom unbesiegten Kreuze!“ Und bestelle mir im Internet das T-Shirt meines Schwagers.

Starkbier hat zwar geholfen, aber länger als drei Tage halte ich das als Nicht-Mönch nicht aus. Also muss in dieser Woche etwas Gesünderes her. Und da ich nicht nur abnehmen will, sondern auch gesünder essen will, versuche ich in der kommenden Woche Abnehm-Shakes. Ich bleibe dran!

Zahlen:

	11.Woche
Projekt	Starkbier
Gewicht	90,5 Kilo
Körperfett	20,3 %
BMI (kg/m²)	28,1
Lebensqualität	60 %
Mitmenschen	sagen „Eisenleber“ zu mir

11. Woche

Tipp:
Bevor man sich ernährt wie ein Mönch in der Fastenzeit, unbedingt einen Arzt aufsuchen und mit ihm über die Gefahren sprechen. Vor allem aber, während einer Starkbier-Diät nicht unbedingt in die Arbeit gehen, sondern besser eine Woche Urlaub einplanen. Diese Diät-Variante ist vor allem für die Fastenzeit geeignet und am besten in Bayern durchzuführen. Es gibt zahlreiche Starkbierfeste, wo sich ein Besuch lohnt.
Informationen zum Nockherberg: www.nockherberg.de
Informationen zum Zoigl-Starkbier: http://www.zoigl.de/

Trink um neun, sei satt um zwölf, schlaf um eins

Jürgen hat sich den Abnehm-Shakes verschworen. Das Resultat: Er schläft am Arbeitsplatz ein.

In der Serie „King of Queens“ gibt es eine Episode, in der Doug mit seinem Stiefvater Arthur alleine im Haus ist. Auf die Frage seiner Tochter Carrie, warum Arthur nichts von seinem Mitbewohner bemerkt, sagt er: „Er sieht aus wie ein Elefant, aber er kann schleichen wie eine Wildkatze.“

Dieser Satz passt auch auf mein morgendliches Ritual. Meine Frau muss später als ich in die Arbeit, also befreie ich mich vorsichtig aus ihrem Umarmungs-Clinch, rolle wie ein Einzelkämpfer aus dem Bett und hüpfe gazellenartig – zumindest denke ich das – durch den Wohnzimmer-Hindernisparcours. Wenn ich fertig bin, kriegt meine Frau ein kleines Küsschen, so dass sie nicht aufwacht, aber doch zu lächeln beginnt.

Nun habe ich im Laufe meiner Ehe gelernt, dass alles mit geschlossenen Augen zu praktizieren. Sogar den Weg zur U-Bahn meistere ich problemlos ohne Augenlicht. Was das bringt? Zwanzig Minuten Schein-Schlaf! Für einen hyperaktiven Hibbel wie mich ist das die Rettung vor dem Burn-Out-Syndrom. Ich muss erst beim Bäcker in der Station aufwachen. Das lohnt sich, weil erstens die Verkäuferin bezaubernd ist und zweitens den Kaffee schon fertig hat, wenn ich komme.

Dieser Kaffee ist dringend nötig, weil es bei mir im Büro keinen Kaffee gibt. Also, es gibt schon eine braune Plörre, die mit einer Handpumpe aus der Kanne gepresst werden kann.

Von „dünner Suppe“ bis „schwarzes Schlafmittel“ habe ich schon alle Bezeichnungen für das Gesöff gehört, „Kaffee“ war noch nicht dabei. Sollte unser Chef das hier lesen: Eine neue Kaffeemaschine muss her!

Espresso-Drops und Teestube

Zurück zum Thema: Der mangelnde Koffeineinlauf hat meine Kollegen erfinderisch werden lassen. Einer hat Espresso-Drops auf dem Tisch, die Lifestyle-Frauen eine eigene Teestube, unser Homepage-Chef ärgert sich auf einen Puls von 180, um wach zu werden. Also habe ich mir gedacht: Ich brauche auch ein eigenes Getränk am Morgen, mit dem ich stolz durch die Redaktion laufen kann. Was Stylisches, was Angesagtes – und was zum Abnehmen.

Nun habe ich mir Optiwell Control bestellt. Das sind kleine Platikfläschchen, die prima zu recyclen sind. Darauf steht: „Hilft, weniger zu essen“. Darunter ist die Silhouette einer unfassbar dünnen Frau abgebildet, die einen Hula-Hoop-Reifen umgeschnallt hat. Warum, weiß ich nicht. Die Flaschen haben keinen Schraubverschluss, sondern eine Alu-Abziehfolie. Als ich in der linken Hand die Flasche halte und mit der rechten das silberne Blättchen abreiße, fühle ich mich auch als ehemaliger Zivi wie ein Obergefreiter, der gerade eine Handgranate entschärft. Die Message ist klar: Es ist ein Krieg gegen die Kalorien – der Drink ist die Waffe! Im Inneren der Flasche ist ein joghurtartiger Dickfluss-Drink, der nach Himbeere schmecken soll. Wichtiger als Konsistenz und Geschmack sind die Zutaten Palmöl und Haferöl. So soll dem Gehirn bei der nächsten Mahlzeit früher ein Sättigungsgefühl signalisiert werden. Der Effekt soll im Durchschnitt drei bis vier Stunden nach dem Konsum auftreten. Also: Trink um neun, sei satt um eins.

Ich stelle mir morgens einen Gesundheits-Shake in den Magen und warte bis Mittag. In der Kantine gibt es Wiener Schnitzel. Mit Pommes! Prima Sache. Freilich ständen auch

Glasnudeln mit Gemüse, Salat und Hühnersuppentopf auf dem Speiseplan. Da schlendere ich aber souverän vorbei – ich hab' ja schon einen Drink intus. Das Schnitzel gesellt sich schneller zum Shake im Magen als andere Menschen zum Bestellen brauchen.

Diebstahl am Arbeitsplatz

Das Sättigungsgefühl stellt sich allerdings erst nach dem Mittagessen ein. Ich fühle mich, als hätte ich gerade einen kompletten Ochsen vom Spieß verspeist. Ich hänge in meinem Bürosessel wie Rocky Balboa nach der elfen Runde gegen Appollo Creed in der Ringecke. Meine Bandscheibe schickt mir die Empfehlung, mich doch endlich privat zu versichern. Ich fühle mich knackvoll bis oben hin. Kämpfen, Schmieder, kämpfen!

Das Sättigungsgefühl bringt eine Müdigkeit mit sich, die kaum zu besiegen ist. Aber was tun? Starker Kaffee, sie ahnen es, ist nicht in der Nähe. Also klaue ich von meinem Kollegen – er möge es mir verzeihen – zwei Espresso-Drops. Die helfen allerdings ungefähr so viel wie ein Schluck Pfefferminztee. Ich falle in einen Sekundenschlaf.

„Soll ja gesund sein, so ein Nickerchen am Mittag!" Ich fahre hoch und sehe den Mann von der Poststelle vor mir stehen. Gott, ist das peinlich. Die Blamage wird noch gesteigert, als der Produktmanager hereingeschneit kommt und in seiner naiven Hektik fragt: „Wann spielen wir denn nun Kicker?" Der Postmann schüttelt nur den Kopf und murmelt was von: „Das nennen die Arbeit, tststs".

Immerhin habe ich keinen Hunger mehr, am Abend auch nicht. Super! Allerdings geht meine Frau nicht nur später zur Arbeit, sie ist manchmal auch früher daheim und hält sich an die eheliche Regel: „Wer zuerst zu Hause ist, muss kochen." Sie hat ein Abendessen gezaubert, auf das ich soviel Hunger habe wie ein Vegetarier auf ein rohes Stück Rindfleisch. Ich verzichte und will mich gleich fertig machen zum Schlafen.

Den Blick muss ich nicht beschreiben, den kennen Sie noch aus der 9. Woche.

Ein Gutes hatte die Sache dann doch: Weil mich meine Frau beleidigt aus dem Bett geworfen und auf die Couch verbannt hat, musste ich mich am nächsten Morgen nicht aus dem Bett winden, sondern konnte normal aufstehen. Ihr war das egal.

Der Gang auf die Waage verlief dann unspektakulär. Keine Veränderung zur Vorwoche, weder kiloweise noch beim Körperfett. Dafür ein kleines Nickerchen jeden Mittag in der Arbeit. Hat sich also gelohnt.

Der Abnehm-Shake hat zwar lecker geschmeckt, aber ein richtiger Fortschritt bei „Projekt 15" war das nicht. Das geht besser! Deshalb muss nächste Woche ein elektrisches Hilfsgerät her: Der Vibro Shape – ein Fett-Weg-Rüttel-Gerät. Könnte lustig werden.

Zahlen:

	12. Woche
Projekt	Abnehm-Drink
Gewicht	90,5 Kilo
Körperfett	20,3 %
BMI (kg/m²)	28,1
Lebensqualität	70 %
Mitmenschen	denken, ich schlafe während der Arbeit

Tipp:
Es gibt zahlreiche Shakes, die schnellen Gewichtsverlust versprechen, von „Hawaii" bis „Gold Apple". Exemplarisch habe ich „Optiwell Control" getestet. Tatsächlich stellt sich ein Sättigungsgefühl ein, mit dem ich erst einmal zurechtkommen musste. In den ersten Tagen nämlich isst man wie gewohnt und hat deshalb ein Völlegefühl, als würde man einen Luftballon im Magen aufpumpen. Weitere Informationen: www.optiwellcontrol.de/

4. Monat (April)

Sternenkraft und
Gottes Hilfe:
Wenn Kollegen nerven ...

Geschüttelt und gerührt!

Frauen sollten diesen Text besser nicht lesen! Schmieder hat sich einen Bauch-Weg-Rüttler bestellt – und ganz neue Verwendungsformen gefunden.

In der griechischen Mythologie galt Sisyphos als ziemlich durchtriebenes Kerlchen. Er verriet Göttervater Zeus, er überwältigte Thanatos, den Gott des Todes und belog auch noch Hades, den Herrscher über die Unterwelt. Dazu soll er der uneheliche Vater von Odysseus sein. Als es den Göttern dann zu bunt wurde, dachten sie sich diese hundsgemeine Sache mit dem Felsen aus.

Ich gelte wahrlich nicht als Unschuldslamm – allerdings ist meine Vergehensakte nur halb so dick wie die von Sisyphos. Warum ich mit der gleichen Strafe belegt wurde, ist mir völlig unklar. Ich muss da mit den Göttern mal was klären.

Es ist nämlich so, dass meine Frau findet, Eheleute sollten auch zusammenwohnen. Grundsätzlich stimme ich dieser These zu, wenn sie nicht mit einem Umzug verbunden wäre, der dem Auszug der Israeliten aus Ägypten gleichkommt.

Liebe Frauen, ab hier sollten Sie nicht weiterlesen. Das was nun kommt, ist nicht für Ihre Augen bestimmt und könnte zu größten Wutanfällen bei Ihnen führen.

So, liebe Männer, da wir nun unter uns sind: Seid Ihr schon einmal gemeinsam mit einer Frau umgezogen? Es ist der Horror. Da nehme ich doch lieber die Gratis-Wurzelbehandlung beim Zahnarzt, als so etwas nochmal durchzustehen. Bei Frauen wiegt nämlich allein der Karton mit Körperpflegemitteln so viel wie der Inhalt meiner gesamten Wohnung. Dann gibt es noch die Schachtel mit den Schuhen – ach, was sag' ich: die fünf Schachteln mit den Schuhen. Acht Kisten mit Klamotten, zwei mit Schmuck und fünf mit irgendwelchem Zeug, das sie mal bei Ikea gekauft hat und das als Staubfänger – ihr Wort dafür ist „Wohn-Accessoires" – in ihrem Wohnzimmer rumstanden. Es gibt eine klare Arbeitsteilung: Die leichten Sachen nimmt sie, bei den schweren muss Sisyphos ran.

Verschwundene Portraits

Dabei wollte ich doch eine ruhige Kugel schieben. Schön lecker essen, die Naomi Campbell'sche No-Sports-Regel befolgen und es mir einfach nur gut gehen lassen. Ich habe mir nämlich beim Teleshop einen Bauch-Weg-Rüttler bestellt. Eins von diesen Dingern, die man nachts im Fernsehen entdeckt, weil auf den anderen Kanälen nur sich entkleidende Damen oder penetrante Hot-Button-Telefon-Gewinnspiel-Moderatoren zu sehen sind. „Rüttel das Fett weg!", dachte ich mir.

Aber zuerst mal die Wohnung ausräumen. Am Anfang lief alles prima: Die leichten Kisten auf den Lastwagen werfen, unnütze Dinge kurz- und kleinhauen und endlich das unsägliche Portraitfoto ihrer ersten großen Liebe verschwinden lassen.

Nach zwei Stunden allerdings wirkt es, als hätten die Götter den Slow-Motion-Button auf ihrer himmlischen Fernbedienung gedrückt. Ich will den schweren Karton tragen, aber plötzlich dauert ein einzelner Schritt drei Sekunden, die 15 Meter von der Wohnungstür zum Lastwagen wirken, als würde man sie durch ein umgedrehtes Fernglas betrachten.

Nach acht Stunden ist die Wohnung leer. Ich will gerade im Massagesalon anrufen und fragen, was eine 24-Stunden-Ganzkörper-Massage kostet, da sagt mein Kumpel: „Streichen muss du auch noch, oder?" Ich merke, wie meine rechte Halsschlagader nervös zu zucken beginnt. Da für meine Frau weiß keine Farbe ist, sahen ihre Zimmer aus wie ein Bonbon von Quality

Street: komplett rosa mit goldenen Elementen. Der Verkäufer im Baumarkt lächelt nur mitleidig, als ich ihn frage, welche Farbe ich benötige, um das alles wieder weiß zu kriegen.

Lange Geschichte, kurzes Ende: Beim Möbel-Schleppen habe ich mir die unteren Rückenwirbel derart gestaucht, dass meine Versicherung darauf verzichten wird, mich gegen einen Bandscheibenvorfall zu versichern. Beim Streichen wurden die oberen so gedehnt, dass mein Spitzname „Wasserbüffel“ wohl bald in „Giraffe“ umbenannt wird.

Abends lege ich mich dann auf zwei Umzugskartons – die Couch ist ja belegt mit den Klamotten meiner Frau. Ich nehme den Bauch-Weg-Rüttler, schnalle ihn mir um die Hüfte und schalte ein. Das Ding schüttelt mich durch, als wolle es mein Inneres zu einem Cocktail mixen. Huiuiui, das hat vielleicht Power!

Ich will mich gerade vom ersten Schüttel-Stress erholen, als ich die Produktbeschreibung entdecke. Da ist eine gut gebaute Frau drauf, die offensichtlich weniger isst als ich und mehr Sport treibt. Außerdem hat sie sicher eine Dauerkarte im Solarium. Auf dem ersten Bild hat sie den Gürtel konventionell um die Hüfte gelegt.

Auf der zweiten Abbildung sehe ich, dass der Gürtel auch wunderbar um die Schulter passt. Es gibt noch Bilder, wo das Ding um den Oberschenkel geschnallt ist und die Frau auf dem Rücken liegt. Ok, denke ich mir, vergessen wir die Diät- und Abnehmsache mal für einen Moment. Ich lege mir den Gürtel an die Oberarme und lasse mich kräftig durchrütteln. Dann den Rücken, dann die Beine. Einmal komplett durchrütteln dauert zwei Stunden, danach fühle ich mich, als hätte Massage-Gott Klaus Eder höchstpersönlich Hand angelegt. Ob das Ding taugt, den Bauch kleiner zu machen, weiß ich nicht. Aber als Muskel-Entspanner ist der Gürtel grandios. Den hebe ich auf – der nächste Umzug kommt bestimmt.

Ach ja: Ein halbes Kilo habe ich doch verloren! Ich wiege 90! Noch ein bisschen und die „8“ steht wieder vorne. Es geht voran. Ich bin hochmotiviert! Der Rüttler war eine prima Sache! Aber seit ich in dieser Woche gelesen habe, dass

Oldie-Boxer Henry Maske mit 42 fitter ist als ich mit 27, habe ich einen Plan: Ich halte eine Woche das Trainingsprogramm von Henry durch. Anschließend fordere ich Stefan Raab zum Kampf heraus.

Zahlen:

	13. Woche
Projekt	Rüttel-Gürtel
Gewicht	90 Kilo
Körperfett	20,7 %
BMI (kg/m²)	28
Lebensqualität	40 %
Mitmenschen	erkennen meine Leistung nicht an

Tipp:
Jede Nacht gibt es irgendeinen Fernsehkanal, auf dem Werbung für ein Abnehm-Allheilmittel ausgestrahlt wird. Es gibt Bauch-Trainer, Schwitzkästen und Bauch-Weg-Gürtel. Die Wirkung dieser Geräte wird in der Medizin kontrovers diskutiert, auch in Internetforen gehen die Meinungen dazu auseinander. Meine persönliche Meinung: Es sind durchaus positive Ergebnisse zu erzielen, man darf sich nur nicht allein darauf verlassen. Ein Bauch-Weg-Trainer kombiniert mit einer Diät und einem Fitnessplan wird sicherlich nicht schaden. Weitere Informationen: www.tv-shopping.de/Vibro_Shape

Gib's mir, Henry!

Was Henry Maske kann, kann ich auch – dachte sich der Schmieder und absolvierte eine Woche lang das Training des Boxstars. Wenn ihn keiner aufhält, wird ernoch Stefan Raab herausfordern.

Ein gehässiger Mensch ist kreativ. Anders ist es nicht zu erklären, dass es in meinem Gehirnzentrum für Neologismen nur so sprudelte, als ich von den Comeback-Plänen Henry Maskes hörte: Seniorenstift-Boxen, Midlife-Crisis-Kampf, Axel-Schulz-Gedächtnis-Pokal waren die Begriffe, die mir zuerst einfielen. Ich hielt von diesem Kampf ungefähr so viel wie von Sauerkraut zum Frühstück. In die Olympiahalle wollte ich trotzdem – Henry gehörte schließlich zu meiner Jugend wie Game Boy und Take That.

Als Maske dann zu vangelisesquen Klängen einmarschierte, konnte ich nicht viel sehen. Er versteckte sich wie gewohnt unter einem Designer-Bademantel, den Kopf gesenkt, die Fäuste hängend. Als er jedoch den Ring betrat und sich nur in Boxershorts präsentierte, überkam mich eine Mischung aus Ehrfurcht und Neid. Da stand ein 43-jähriger Mann im Adonis-Kostüm. Auf dem Bauch hätte man ein Stück Parmesan hobeln, auf den Schultern Trampolin hüpfen können.

„Will ich auch haben", dachte ich mir. Wie gut, dass sein Trainer Manfred Wolke einige Tage in einer Tageszeitung den Trainingsplan verriet. Besonders gefiel mir folgende Aussage: „Ich habe ihm auch mal ein schönes Stück Apfelkuchen serviert!" Selbst Schokolade wäre nicht verboten gewesen. Man soll ja als Sportler – und für einen solchen halte ich mich neuerdings – auch auf sein seelisches Gleichgewicht achten. Ich also erstmal in die nächste Bäckerei, um mich mit Schokoriegeln und Kuchen einzudecken. Soll ja alles streng nach Plan laufen.

Wie im Comic

Nachdem ich meinen Blutzuckerspiegel auf mehr als 150 gepusht habe, kann das Training beginnen. Die Aufwärmübungen sind schnell absolviert, nun kommen die Liegestütze. 30 Stück erstmal, die gehen ziemlich schnell. Dann wird es hart, ich muss mich richtig quälen. Hoppla, das ging beim Liegestütz-Marathon damals im Club Punta Arabi auf Ibiza noch besser. Naja, das war auch vor zehn Jahren, vor 20 Kilo – und vor allem vor 100 Damen im Bikini.

Dieser Moment – bei Liegestütz 53 etwa – in dem man verzweifelt versucht, sich nach oben zu pressen, der Trizeps einem aber unmissverständlich mitteilt, dass er keine Lust mehr darauf hat, sich zu strecken, hat etwas von diesen Szenen in Comic-Heften, in denen Donald Duck losspurten möchte, aber von den Panzerknackern am Kragen festgehalten wird.

Bei den Klimmzügen – Maske schafft davon locker 20 am Stück – muss ich nach sieben aufgeben, bei der Zickzack-Hantel muss ich einsehen, dass ich mir bei den Maske'schen 45 Kilo einen Bruch heben würde. Wie macht der das nur?

Da gehe ich lieber laufen, das kann ich. Wie sagte einmal ein Fußballtrainer zu mir: „Schmieder, mach das, was du kannst: Geh' laufen!" Zehn Kilometer sind gar nicht so viel, denke ich nach dem Joggen im Park. Nur: Henry Maske braucht dafür 40 Minuten, meine Uhr zeigt exakte 56 Minuten und 23 Sekunden an. Muss kaputt sein, das Ding.

Aber es geht voran: An Tag drei setzt der Oberarm-Krampf erst beim 64. Liegestütz ein, mit neuer Uhr schaffe ich die Laufstrecke in 54 Minuten. Aus der Tafel Schokolade ist ein Rippchen geworden, und ich brauche morgens nicht mehr so viel Kaffee. Ist besser, denn – Sie erinnern sich – unseren Kaffee im Büro kann man nur trinken, wenn man kerngesund ist. Der Maßband-Test zeigt erstaunliche Ergebnisse: Meine Oberarme sind um eineinhalb Zentimeter gewachsen. Ich kann sogar – mit ein wenig gutem Willen – unter der Fettschicht am Bauch einen Sixpack ertasten. Für Parmesan reicht es freilich nicht, aber Mozzarella könnte man darauf schon zerkleinern.

Am Ende der Woche kann ich nur sagen: Hut ab, Herny! Nicht nur, dass Dir die Revanche gegen Virgil Hill geglückt ist, sondern dass Du es geschafft hast, dieses Trainingsprogramm zu absolvieren und nebenbei noch die Energie für Sparring und Schattenboxen aufgebracht hast.

Ich dagegen muss einsehen, dass es für mich wohl nicht reicht, Herny Maske zu einem zweiten Comeback zu überreden. Stefan Raab jedoch sollte drin sein. Den würde ich schneller auf die Bretter schicken als er „Schlag' den Raab" sagen kann. Aber der wird meine Herausforderung bestimmt nicht annehmen. Er traut sich ja nur gegen Frauen.

Am Ende der Woche habe ich wieder ein Kilo zugenommen, dafür ist mein Körperfettanteil zum ersten Mal seit vier Wochen wieder unter 20 Prozent gesunken – auf 17,5 % sogar. Wenn ich jetzt die Muskeln wieder abtrainiere, sollte es in der kommenden Woche doch locker möglich sein, die magische „90" zu knacken. Ich bleibe dran.

Zahlen:

	14. Woche
Projekt	Henry-Maske-Diät
Gewicht	91 Kilo
Körperfett	17,5 %
BMI (kg/m²)	28,1
Lebensqualität	80 %
Mitmenschen	nennen mich „Herkules“

Tipp:
Boxer gelten allgemein als sehr durchtrainierte Sportler, weil sie mit ihrem Programm Ausdauer, Kraft und Koordination trainieren. In fast jeder Großstadt gibt es Boxclubs, die Anfängerkurse veranstalten und Sparring anbieten. Der Vorteil am Boxtraining ist, dass auch ungeübte Sportler und ältere Menschen problemlos einsteigen können und schnell Spaß haben werden. Mein Tipp: Zu zweit mit dem Training beginnen, denn Sparring gegen einen Profi macht nur halb so viel Spaß wie gegen einen guten Kumpel.
Weitere Informationen: www.boxverband.de

Mit Sternenkraft zum Traumgewicht

Schmieder vertraute eine Woche lang auf die Astro-Diät, um sein Idealgewicht zu erreichen. Das Resultat war eine außergewöhnliche Essenserfahrung.

Am Sternenhimmel ist mein astrologisches Tierkreiszeichen unspektakulär: Zwei Linien laufen da parallel. Das Auffälligste am Zwilling ist noch der Sternhaufen M35 daneben. Wenn ich abends so dasitze und mein Sternzeichen anschaue – zwischen dem Kleinen Hund und dem Fuhrmann –, dann könnte ich schon ein wenig sentimental werden. Der Große Bär, das wäre mal ein auffälliges Zeichen. Oder der Schlangenkopf. Oder, wenn es schon was Kleines sein muss, dann das Haar der Berenike. Das sind Sternzeichen, mit denen ich beim ersten Date hätte angeben können, nach dem Motto: „Ich, großer Bär!" oder „Guck mal, das Haar der Berenike, so schön wie Deins ...". Aber Zwillinge?

Ich darf Ihnen kurz mal aufschreiben, was mein Sternzeichen in dieser Woche für mich bereithält. Eine zweiwöchentliche Zeitschrift schreibt: „Ein völlig absurder und unnötiger bürokratischer Kleinkrieg ärgert sie." Das nennen die Horoskop, ich nenne das Dienstag. Eine Tageszeitung dagegen sagt vorher: „Sie dürften erleben, dass andere ihren Einfluss auf massive, vielleicht geradezu destruktive Weise geltend machen." Klingt eher wie die morgendliche Unterhaltung mit unserem Homepage-Chef.

Ich lese Horoskope, weil ich mich in dieser Woche der Astro-Diät verschrieben habe. Mein Sternzeichen ist also nicht nur dafür verantwortlich, dass ich ständig Sachen wie Geldbeutel, Versprechen und eigenen Geburtstag vergesse. Die Sterne sind schuld am Übergewicht! Das ist übrigens Ausrede Nummer 316 in meinem Katalog.

Unheimlicher Diätplan

Ganz ehrlich: Horoskope sind wie Casting-Shows: nett anzusehen, aber ohne jeglichen Sinn.

Aber der erste Satz meiner Sternzeichen-Diät-Charakterisierung macht mich stutzig: „Eine einzelne und langwierige Diät wird dem Zwilling jedoch schnell zu langweilig, er braucht Abwechslung." Beängstigend, oder?

Weiter steht da: „Der Zwilling hat ein sehr flatterhaftes Naturell und eine natürliche Abneigung gegen feste Essenszeiten. In Fastfood-Restaurants ist der Zwilling ein oft und gern gesehener Gast. Mit dem Gewicht hat er meist aber trotzdem nicht zu kämpfen, da ihn seine innere Unruhe ordentlich auf Trab hält." Ich muss mal nachsehen: Ist das ein Horoskop oder meine Biographie? Das ist ja unheimlich.

Der Diätplan sieht vor, mit einem Trinktag zu beginnen. Drei Liter Wasser, dazu verdünnte Obstsäfte. Ich gehe also in den Supermarkt und kaufe Saft: Orange, Kirsche, Grapefruit, 12-Vitamin, Multi-Vitamin, Extra-Vitamin und Super-Vitamin.

Ich soll zuerst die drei Liter Wasser trinken, um den Flüssigkeitshaushalt auf Vordermann zu bringen. Nun muss man wissen, dass ich gemeinhin als Kamel gelte – ein Schluck Orangensaft am Morgen hält bei mir den ganzen Tag.

Bürointerne Rekorde

Nach der zweiten Literflasche fühlt sich mein Magen deshalb an wie ein mit Wasser gefüllter Luftballon. Wenn ich gehe, habe ich den Eindruck, als hätte dieser Wasser-Luftballon in meinem

Bauch geparkt und würde ihn kräftig durchmassieren. Beim Laufen gluckert es so komisch, als würde in der Badewanne der Stöpsel herausgezogen und dann wieder auf den Abfluss gedrückt.

Bis zum Nachmittag habe ich den bürointernen Rekord im Auf-die-Toilette-gehen leicht gebrochen. Mein Zimmer ist geschätzte 400 Meter vom Badezimmer entfernt – kein Wunder, dass man auf diese Weise abnimmt!

Auf dem Speiseplan steht: Fleisch. Viel Fleisch. Freudentage für Carnivoren wie mich. Der Haken dabei: keine Beilagen, keine Soße, nichts. So ein Stück Fleisch kann verdammt zäh werden, wenn man es lange genug im Mund kaut. Zum Runterspülen gibt es keine Soße, sondern Saft.

Liebe Leser, wenn Sie einen schwachen Magen haben, sollten Sie den nächsten Satz vielleicht überspringen. Beim Mittagessen gab es: zähes Rinderfilet auf Grapefruitsäftchen mit frischem Sprudel. Danach Salat auf Kirschsaft. Diese Kombinationen wählen normalerweise nur schwangere Frauen.

Die Astro-Diät hält auch Tipps bereit, zu welcher Uhrzeit sich der Zwilling ernähren sollte. Das Mittagessen ist laut Horoskop des Zwillings Achillesferse, der mittägliche Kantinenbesuch mein Kryptonit. Also muss es in dieser Woche ausfallen – was meinem Chef gar nicht unrecht ist, weil ich einfach durcharbeite. Dafür nachmittags ein kleiner Snack: Kottelet mit Orangensaft. Lecker, das.

Abends dagegen darf geschlemmt werden – im astrologisch vetretbaren Rahmen freilich. Also gibt es Chicken Wings, ohne die Panade jedoch. Die muss ich – so will es der Plan – abkratzen. Dazu Kirschsaftschorle und Früchtetee. Ich wette, dass im Lexikon unter dem Begriff „Schlemmen“ etwas anderes steht.

Sogar Naschereien sind erlaubt – allerdings keine Schokolade und keine Gummibärchen. Die Astro-Diät stuft doch tatsächlich Lakritze und Rosinen als Süßigkeiten ein. Ganz ehrlich: Da laufen ein paar Sterne im komplett falschen Orbit!

Die Astro-Diät hat ungefähr so viel Spaß gemacht wie ein Logenplatz beim Fußballspiel 1860 München gegen den 1.

FC Köln. Ich muss auf die Waage, um zu kontrollieren, ob es denn wenigstens geholfen hat: 91,5 Kilo! Ich habe wieder zugenommen. Die zweite Woche in Folge! Ich stehe kurz vor einem Schrei- und Heulkrampf. Das muss besser werden. Die Sterne haben mir nicht wirklich weitergeholfen.

Da alles nichts mehr hilft, muss ich in der nächsten Woche dorthin gehen, wo sich kaum ein Mann hintraut ... Ich bleibe dran!

Zahlen:

	15. Woche
Projekt	Astro-Diät
Gewicht	91,5 Kilo
Körperfett	19 %
BMI (kg/m²)	28,4
Lebensqualität	20 %
Mitmenschen	denken, ich spinne

Tipp:
Mit der Astro-Diät verhält es sich wie mit Horoskopen: Wenn man daran glaubt, dann wirkt es auch.
Ich persönlich glaube meinem Horoskop nur dann, wenn etwas Positives drin steht. Wer es dennoch ausprobieren möchte, dem empfehle ich das Buch „Astro-Diät: Das erste Zwölf-Sterne-Kochbuch" von Helga Köster und Erich Bauer.

Wenn Gott selbst spricht

Der Autor hatte eine transzendente Erfahrung – und das gleich drei Mal hintereinander. Deshalb musste er dorthin gehen, wo sich sonst kein Mann hinzugehen traut.

Ich glaube fest daran, dass Gott den Menschen kleine Zeichen schickt – Hinweise, dass es so nicht weitergehen kann. Bisweilen sind seine Botschaften jedoch zu deutlich, da hat Gott einfach kein Taktgefühl. In der vergangenen Woche erwischte es mich gleich drei Mal.

Die erste Nachricht von oben kam am Donnerstag auf dem Weg von der Kantine zurück ins Büro. Ich war mit einem Kollegen im Aufzug, der uns vom fünften Stock ins Erdgeschoss brachte. Unten angekommen, gab es ein Geräusch, als würde einer zweimal mit einer Kinderpistole schießen. Der Lift senkte sich um zehn Zentimeter. Sofort kam der Pförtner angelaufen: „Sie sind zu schwer!“ Nochmal: Wir waren zu zweit in einem Lift für sechs Personen ...

Die zweite Himmelsbotschaft erreichte mich beim Pokern am Samstag Abend. Als ich zwei Buben in der Hand halte und forsch meinen Einsatz in die Mitte schiebe, sieht mich DSF-Pokergott Michael Körner grinsend an und sagt: „Oh, der Fels bewegt sich!“ Nun verbietet mir mein Stolz, dass er damit gemeint haben könnte, ich sei ein schlechter Pokerspieler. Fels bedeutet nichts anderes als: dicker Mensch. Na vielen Dank!

Nachdem ich beim Pokern viel zu schnell verloren habe, obwohl ich meiner Meinung nach genial gespielt habe, werfe ich mich aufs Bett im Hotelzimmer – und wecke sämtliche Gäste auf, weil das Bett einfach zusammenkracht. Ich liege schief auf der Matratze und weiß: Das war Botschaft Nummer drei.

Das Ass im Ärmel

Kann Gott es deutlicher machen? Er will mir klipp und klar sagen: Schmieder, Du hast nun in 15 Wochen gerade einmal vier Kilo abgenommen, das schafft ein normaler Mensch während eines Tennis-Spiels. Und Du beweihräucherst Dich hier, schwingst große Reden und schreibst auch noch eine Kolumne über Dein Versagen. Komm' in Wallung oder lass es bleiben!

Also muss ich das Ass im Ärmel zücken, das mir beim Pokern nie vergönnt ist und mich an einen Ort begeben, der von Männern gemeinhin so gemieden wird wie ein Brigitte-Abo: Ich gehe ins Faceandbody Day Spa in München, um mir mein Fett wegpflegen zu lassen. Drei Stunden lang.

Bereits in den ersten Sekunden nehme ich ab: Ich muss den Bauch einziehen, um der unglaublich attraktiven Expertin zu gefallen. Das hilft aber nicht auf Dauer, ich kann schließlich nicht ewig die Luft anhalten.

Nach dem obligatorischen Meersalz-Fußbad und dem Ananas-Molke-Drink gibt es erstmal ein Meersalz-Öl-Peeling. „Um die Haut zu reinigen", sagt die Expertin. Aha. Deshalb sagt meine Frau immer, es würde nicht genügen, sich morgens und abends zu waschen.

Danach geht es zur Sache: Ich bekomme eine Algen-Gel-Packung. „Die Körpersilhouette wirkt schlank und die Konturen gefestigt" – steht in der Beschreibung. Ich werde eingecremt, in eine Heizdecke eingewickelt und darf relaxen. Zwanzig Minuten in Algen und Heizdecke – jetzt weiß ich, wie sich ein Lachsfilet im Spinat-Blätterteigmantel bei 200 Grad im Backofen fühlt.

Als ich ausgepackt werde, fühlt sich meine Haut wirklich anders an. Sie ist geschmeidig und doch fest. Wenn ich vorher meinen Bauch anstubste, wabbelte er in Homer Simpson'schen Zeitspannen. Jetzt bewegt er sich immer noch – aber er hört schneller damit auf.

Danach muss ich sofort in die Hydroxeur-Sprudel-Wanne zum Meeresbrandungsbad. Da sind Algen, Meersalz und Aromaöle drin. Wieder heißt es: 20 Minuten ausruhen. So muss sich der Lachs gefühlt haben, als er noch ohne Blätterteig durch den Fluss schwamm. Es tut richtig gut – und ich fühle mich danach noch schlanker.

Doch es ist noch nicht vorbei: Zum krönenden Abschluss wartet Thalgomince – eine Packung aus Alginat und Diatome für die Problemzonen Bauch, Beine und Po. Wieder werde ich eingewickelt wie eine Mumie in Leinen – und wieder darf ich einschlafen. Darum gehen Frauen so gerne in Day Spas: Man wird eingewickelt, darf relaxen, muss überhaupt nichts tun – und wird dabei auch noch schlanker. Prima! Warum Männer das noch nicht entdeckt haben? Wahrscheinlich, weil weit und breit keine PlayStation zu sehen ist. Am Ende fühle ich mich wie ein neuer Mensch – glatte Haut, ein flacher Bauch, vollkommen entspannt.

Ich muss Michael Körner überreden, in den nächsten Tagen noch einmal mit mir zu pokern. Er würde sicher sagen: „Der kleine Kieselstein flitzt locker übers Wasser." Um dann – wenn ich meine Karten aufdecken muss – zu ergänzen: „Und geht sofort unter ..."

Die Wellness-Diät war richtig toll. Ich kann nur jedem Mann empfehlen, es mal auszuprobieren. Am Ende der Woche folgt natürlich der Test, ob es auch was gebracht hat. Die Waage zeigt an: 90,5 Kilo – zwei Pfund weniger als in der Vorwoche. Ich muss sofort den nächsten Termin ausmachen.

Nach all den Strapazen der vergangenen Wochen ist nun einmal Ruhe angesagt – schließlich ist „Anti-Diät-Tag".

Zahlen:

	16. Woche
Projekt	Wellness-Diät
Gewicht	90,5 Kilo
Körperfett	17,9 %
BMI (kg/m²)	28,1
Lebensqualität	100 %
Mitmenschen	beneiden mich

Tipp:
Ein Day Spa wird beim Abnehmen nichts helfen, so lange man keinen Diätplan hat und keinen Sport treibt. Ergänzend jedoch tun die Behandlungen gut, weil sie die Haut straffen und geschmeidiger machen – was gerade bei großem Gewichtsverlust sehr wichtig sein kann. Am besten informieren Sie sich in Ihrem Heimatort nach einem Day Spa, das Ihren Wünschen entspricht.

5. Monat (Mai)

Striptease und
Männlichkeit – es soll
ja Spaß machen.

Ich! Fress! Mich! Voll!

Jürgen Schmieder entdeckt den weltweiten „Anti-Diät-Tag" – und nützt die Situation natürlich schamlos aus.

Mary Evans Young hat es getan: Sie rief 1992 den „International No Diet Day" ins Leben. „Ich habe beschlossen, dass man diesem Diäten-Wahnsinn ein Ende bereiten muss", schreibt sie auf ihrer Homepage. „Und da sonst keiner da war, habe ich es selbst gemacht." Seitdem gilt der 6. Mai als Anti-Diät-Tag. Auf der Seite stehen zehn Gründe, warum man Diäten aufgeben sollte – jeweils mit einem dicken Ausrufezeichen dahinter:

10) Diäten bringen nichts!
9) Diäten sind teuer!
8) Diäten sind langweilig!
7) Diäten verbessern nicht unbedingt die Gesundheit!
6) Diäten machen dich nicht hübscher!
5) Diäten sind nicht sexy!
4) Diäten können zu Essstörungen führen!
3) Diäten können Angst vor Essen machen!
2) Diäten können dir deine Energie rauben!
1) Lerne, dich selbst zu akzeptieren! Das gibt dir Selbstvertrauen, bessere Gesundheit und mehr Wohlbefinden – ein Leben lang!

O.K., über ein paar dieser Punkte sollte ich nochmal mit Mary Evans Young sprechen. Aber da man Feste feiern soll, wie sie fallen – da sind wir in Bayern konsequent –, dehne ich den Anti-Diät-Tag gleich auf eine ganze Woche aus. Sieben Tage ohne Diät, sieben Tage ohne Sport, sieben Tage ohne Fett-Weg-Pillen und Bauch-Rüttler. Einfach mal so leben und essen, wie es mir gefällt. Wie früher, in den guten alten Tagen.

Nun muss man wissen, dass „Ich esse, was mir gefällt" bei mir so aussieht: Ich esse nicht, bis ich keinen Hunger mehr empfinde – ich esse so lange, bis mein Magen gespannt ist wie ein mit Helium gefüllter Luftballon und ich kaum noch atmen kann. Dann liege ich regungslos auf der Couch und leide fürchterlich. Das wahrlich Schlimme daran ist, dass ich mir – während ich unfähig bin, mich auch nur von einer Seite auf die andere zu wälzen – denke, dass ich es jederzeit wieder tun würde.

Kochen mit Bud und Terrence

Und so kam es dann auch: Am Montag lief im Fernsehen „Das Krokodil und sein Nilpferd". Keine Frage: Ich brauchte einen Topf mit Bohnen à la Bud Spencer und Terrence Hill. Ich hielt mich an das Originalrezept: zwei große Dosen weiße Bohnen, 400 Gramm gepökelter Schweinebauch, Zwiebeln, Senf, Ketchup, Worchester-Soße und natürlich brauner Zucker. Pünktlich zum Filmstart sind die Bohnen fertig – und pünktlich zum Ende setzen die Bauchschmerzen ein. Macht aber nichts, ist ja Anti-Diät-Woche.

Am Dienstag gab es dann Burritos nach Schmieder-Art: Weizen-Tortillas gefüllt mit Mais, pürierten Bohnen, Hackfleisch und soviel von der Emmentaler-Cheddar-Gouda-Mischung, wie in zwei große Hände passen. Dazu freilich mexikanisches Bier. Anlass gab es keinen, dafür waren die Bauchschmerzen auch nicht so stark wie am Montag.

Am Mittwoch gönnte ich mir ein Lachsfilet mit Butterkartoffeln, danach einen King-Size-Becher von meinem Lieblingseis. Am Donnerstag gab es – ganz bescheiden – eine Pizza in normaler Größe. Ganz ehrlich: So viel und so gut habe ich in den gesamten vergangenen 16 Wochen nicht gegessen – und auch nicht so viel gelitten. Am Abend habe ich dann ferngesehen. Ein junges Mädchen stand mit ihrer Freundin auf der Straße, beide trugen Kleider, die junge Menschen tragen. Sie waren sehr schlank, sie könnten sich bei einem Tokio-Hotel-Konzert ohne Problem von der hintersten Reihe nach vorne schlängeln. Die beiden sehen sich an – dann sagt eine: „Ich finde, dass wir schon ein bisschen fett sind!"

Ich sehe nochmal hin. Habe ich den Bildschirm auf halbe Breite gestellt? Sehe ich das Fernsehbild durch meine Dünnerschein-Brille? Oder habe ich mich verhört? Nein, es ist tatsächlich wahr: Die beiden Mädchen, die zusammen etwa 70 Kilo auf die Waage bringen, halten sich für zu dick. Nun will niemand aussehen wie ein Magermilch-Model auf Entziehungskur, allerdings will auch keiner eine moppelige Couch-Potato haben, die nach jedem Essen über Bauchschmerzen klagt.

Ein Anti-Diät-Tag ist schön und gut, eine ganze Woche war absolut übertrieben. Ich fühle mich wie eine Mischung aus „Jabba the Hut" von „Star Wars" und dem Protagonisten aus der Dokumentation „Super Size Me". Ich schäme mich vor mir selbst, weil ich innerhalb einer Woche mit dem Hintern das wieder eingerissen habe, was ich mit den Händen aufgebaut habe.

Der Gang auf die Waage wird es beweisen. Ich steige drauf, und: 90,5 Kilo. Ich habe nicht ein Gramm zugenommen! Gibt's das? Vergangene Woche hatte Gott mir ein Zeichen geschickt und gesagt, dass es so nicht weitergehen kann. Diesmal sagt er mir: Eine Woche Pause kann auch mal gut tun. Es lebe die Anti-Diät-Woche!

Ich bin begeistert und entschlossener denn je. Voller Elan mache ich mich an die Aufgabe der kommenden Woche: Strip Aerobic mit Carmen Electra. Das wird großartig.

Zahlen:

	17. Woche
Projekt	Anti-Diät-Diät
Gewicht	90,5 Kilo
Körperfett	18,2 %
BMI (kg/m²)	28,1
Lebensqualität	80 %
Mitmenschen	denken, dass ich betrüge

Tipp:
Eine kleine Pause von der Diät kann nicht schaden, denn selbst Brad Pitt sagte einmal: „Mein Geheimnis ist, dass ich, wenn ich mich schon vollfresse, es mit gutem Gewissen tue." Jeder Mensch, der abnimmt, hat es verdient, sich dazwischen auch mal ohne schlechtes Gewissen den Bauch vollzuschlagen und das Leben zu genießen. Informationen zum No-Diet-Day: http://www.naafa.org/events/indd.html

Strippen für die Top-Figur

Jürgen hat das Video „Aerobic Striptease" von Carmen Electra ausprobiert – und musste ihr danach sofort einen Liebesbrief schreiben.

Es gibt nur zwei Menschen auf der Welt, denen ich gerne einen Fanbrief schreiben möchte. Einer ist David Hasselhoff. Er hat meine Kindheit versaut, weil seit „Knight Rider" klar war, dass ein Mann Medusa-artige Brusthaare, ein Grob-Ripp-Unterhemd der Marke „Karl-Heinz bei der Sportschau" und ein tolles Auto haben musste. Untersetzte Streber mit klapprigem Fahrrad waren out. Dann ruinierte er mein Teenager-Leben, denn ich musste während der „Baywatch"-Zeit rote Speedo-Badehosen tragen, die farblich zu meinem Sonnenbrand auf dem Rücken passten. Jetzt spielt er auch noch in meinem Lieblings-Musical „The Producers" mit. Die Hasspost hat sich inzwischen erledigt, seit Hasselhoff von seiner Tochter gefilmt wurde – unfähig, einen Burger zu essen.

Die andere Person ist Carmen Electra. Sie soll einen Liebesbrief bekommen. Und da ich mir in dieser Woche vorgenommen habe, Pfunde mit „Striptease Aerobic" zu verlieren und mir dazu die Videos von Miss Electra bestellt habe, habe ich nun endlich den Mut, diesen Brief zu verfassen:

Liebe Carmen,

ich darf doch Carmen sagen? Ich habe gestern Abend Deine DVD angesehen. Ich muss dringend Pfunde verlieren, deshalb probiere ich seit Anfang Januar jede Woche eine neue Diät. Ist gar nicht so einfach, weil nun ständig Leute kommen und mir sagen, warum ich es sowieso nicht schaffe. Bei jeder Mahlzeit in der Kabine tippt mir einer auf den Bauch, neulich sagte sogar einer: „Ungesund siehst du aus, seit du abnimmst!“

Tja, liebe Carmen, nun kennen mich auf einmal ein paar Leute, nur weil ich zu dick bin und abnehmen möchte. Das habe ich mir im Alter von 15 auch anders vorgestellt. Ich dachte, ich würde mal Krebs heilen, den Pulitzer-Preis gewinnen – oder wenigstens in der Bundesliga kicken. Habe ich alles nicht geschafft. Und natürlich wollte ich mit Dir verheiratet sein. Hat auch nicht geklappt.

Jetzt bin ich 27, zu dick, kein Rockstar und muss Dir im Fernsehen dabei zusehen, wie Du mit zwei Kolleginnen die Hüften schwingst. Toll finde ich, dass Du, obwohl es „Strip Aerobic“ heißt, die Klamotten anbehältst. Das gibt der Sache einen seriösen Touch, finde ich.

Also, die erste Übung sieht ja noch einfach aus: Du machst vier Schritte nach vorne. Aber Du machst diese vier Schritte nach vorne nicht so, wie ich vier Schritte nach vorne machen würde. Du setzt einen Fuß genau vor den anderen, Deine Hüften pendeln dabei hin und her wie eine Dschunke auf dem Mekong. Bei mir pendelt da gar nichts.

Dann streifst Du Dir mit den Händen über den Oberkörper und drehst Deinen Kopf. Deine Haare fliegen und man muss schon fast Angst bekommen, dass Du eine Deiner Kolleginnen damit peitschst. Ich habe das auch ausprobiert, aber ich bin leider nicht schwindelfrei. Nach zweimal Kopfschütteln falle ich auf die Couch.

Von dort aus sehe ich Deine nächste Übung: den Slap. Du stellst ein Bein neben das andere, stemmst die Hände in die Hüfte und schiebst sie ganz weit nach links. Dann schlägst Du Dir mit der offenen Hand auf den Hintern. Soll ich Dir was sagen, liebe Carmen? Bei Dir macht es „Plitsch!“, wenn Du Dich selbst versohlst. Bei mir gibt es ein Geräusch, als würde ich auf ein Wasserbett schlagen: „Palaaatsch!“

Danach führst Du eine Bewegung aus, die – so glaube ich jedenfalls – nur für Frauen erfunden wurde. Du schiebst Deinen Oberkörper nach hinten, rollst die Schultern nach vorne, dann die Brust, am Ende hast Du den Kopf zwischen den Knöcheln und stehst da wie ein Klappmesser. Sieht prima aus, liebe Carmen. Aber habe ich schon erwähnt, dass meine Körpermitte diese Haltung nicht zulässt?

Vielleicht sollte ich noch sagen, dass ich so beweglich bin wie die Rocky-Statue in Philadelphia. Die Gruppe „Anonyme Grobmotoriker" hat mich gerade zum Ehrenmitglied ernannt. Wenn ich also diese „Rolls" ausprobiere, sieht es aus, als hätte ich gerade die fünfte Maß auf dem Oktoberfest getrunken und würde versuchen, beim Tanzen nicht vom Tisch zu fallen. Sexy ist das nicht.

Und dann machst Du noch diese Greif-Bewegungen! Zuerst mit der linken Hand an die Hüfte, dann die rechte ans Knie, dann die linke an den Knöchel, dann die rechte auf den Boden. Dabei stehst Du breitbeinig da und berührst mit Deinem Kopf den Boden. Weißt Du, wie das aussieht, wenn ich das mache? Ich komme nicht einmal mit den Händen auf den Boden, der Kopf ist auf einer Höhe mit meinem Bauch. Weiter runter geht's nicht. Und mein Rücken macht dabei Geräusche, die zufälligerweise genau zum Takt der psychodelischen Musik im Hintergrund passen.

Liebe Carmen, nur damit wir uns verstehen: Dein Workout ist prima, aber nicht für Menschen wie mich gemacht. Könntest Du nicht eine DVD herausbringen mit dem Titel „Strip Aerobic for chubby men"? Im Hintergrund könnte doch dann David Hasselhoff tanzen ...

Es grüßt Dich herzlichst, Dein Jürgen

Ach ja, noch was: Gestern Abend hat meine Frau die DVD entdeckt und sie sich angesehen. Ich kann nur sagen: Danke, Carmen, danke, für dieses Workout! So, nun aber ab auf die

Waage, ob das auch was gebracht hat: 90 Kilo! Jawohl! Wusste ich doch, dass Carmen mir hilft. Nun heißt es: Gewicht halten und vielleicht noch ein bisschen runter. Die „8“ muss vorne stehen!

Zahlen:

	18. Woche
Projekt	Striptease
Gewicht	90 Kilo
Körperfett	17,9 %
BMI (kg/m²)	27,9
Lebensqualität	90 %
Mitmenschen	wollen sich die DVD ausleihen

Tipp:
Das Video „Aerobic Striptease“ von Carmen Electra gehört zu den erfolgreichsten Fitness-Videos überhaupt. Mittlerweile gibt es vier Fortsetzungen und Varianten für Fortgeschrittene. Es handelt sich bei den Videos – anders als der Name vielleicht vermuten lässt – tatsächlich um Fitnessvideos und nicht um eine erotische Stripshow.

Endlich: die Männer-Diät

Alles für die „8" vorne: Der Autor hat in dieser Woche eine Diät versucht, die nur für Männer erfunden wurde.

Ich bin ein großer Fan der Fernsehserie „Home Improvement", oder zu deutsch: „Hör mal, wer da hämmert". Es geht um Autos, um Werkzeug, um Sport. Die Hauptfigur Tim Taylor hängt gerne mit seinen Freunden rum, er trinkt gern Bier, er motzt Dinge auf. Er grunzt, wenn er sich freut. In seiner Heimwerker-Show entwirft er das Männer-Bad, die Männer-Küche und das Männer-Schlafzimmer. Er baut seinen eigenen Oldtimer, einen 74er Hot Rod. Kurz: Tim Taylor ist so, wie ich gerne wäre.

Würde Taylor abnehmen, dann hieße sein Projekt: Die Männer-Diät. Er würde sich eine Kur ausdenken, die speziell auf Testosteron zugeschnitten ist und vor allem eins enthält: „Mehr Power!"

Vor ein paar Wochen dann, landete der Focus auf meinem Küchentisch. Auf dem Titelblatt war ein halbnackter Mann abgebildet, darunter stand in großen Buchstaben: „Die Männer-Diät." Als ich das sah, stieß ich einen Tim-Taylor'schen-Freundengrunzer aus. Meine Frau sah mich an wie damals, als ich ihr eröffnete, dass in der neuen Wohnung Platz für eine Hausbar mit Bierfass, Flachbildschirm und PlayStation 3 sein muss.

Männer-Diät. Ich wusste, dass in den vergangenen 19 Wochen etwas falsch lief. Ich habe die Brigitte-Diät versucht, den Bauch-Weg-Rüttler, Abnehm-Shakes. Die einzige Diät, die männliche Züge hatte, war das Bier-Wochenende während der Fastenzeit. Und nun kommt endlich jemand und stellt eine komplette Männer-Diät zusammen. Und meine Frau kann nicht mitreden. Großartig!

Schon die Überschrift des ersten Artikels ist grandios: „Körper-Tuning für den Mann!" Ich grunze wieder und ernte erneut den verstörten Blick meiner Frau. Sie versteht das einfach nicht. Unter der Überschrift steht: „Funktionieren Männer wie ihre Autos?" Ja, tun sie! Auch wenn meine Frau denkt, dass Männer eher wie Spielzeug funktionieren: laut, nervig, schnell kaputt.

Der Autor der Männer-Diät schreibt, so weit die Metaphern und Auto-Analogien ihn tragen: „Würde immer mehr getankt, als der Motor verbrennt, würden die Tanks überlaufen." Jaja, schon verstanden: Zuviel essen macht dick! Immerhin versteht er die Probleme von Männern: „Natürlich hat niemand Lust, ständig mit der Tankreserve durch die Gegend zu sausen." Also: Hungern bringt nichts! Weiterlesen auch nicht, ich gehe über zum praktischen Teil.

Die Männer-Diät beinhaltet ein großes Frühstück mit frischem Schinken, Vollkornbrötchen und Omelette. Schmeckt grandios, daran kann ich mich gewöhnen. Danach wird zu einem ausgiebigen Mittagessen geraten – freilich soll ich vorher ein großes Glas Wasser trinken, um den Hunger zu stillen. Als Hauptspeise soll ich lieber ein Kassler essen als die Currywurst mit Pommes, weil: „Das sättigt besser und bringt mehr gesunden Treibstoff in die Hochleistungsmaschine."

Also, die Theorie habe ich schon länger verstanden: Weg mit fettem Essen, her mit gesundem! Aber ich glaube, der Autor war noch nie in einer Kantine. Man läuft an diesen labbrigen, knochentrockenen Brocken vorbei, ganz hinten leuchten schon die goldenen Fritten, dazu liegt Curry-Duft im Raum. Der Kollege aus der Panorama-Redaktion ruft: „Hmmmm, Currywurst." Und dann grunzt er – und alle Frauen starren ihn verwundert an. Aber egal: In dieser Woche eben das Kassler mit Gemüse. Am Abend soll ich dann „mit angezogener Kalorienbremse" essen. Würde prima klappen. Aber meine Frau serviert mir in dieser Woche nur Leckereien. Sie hat es sich in den Kopf gesetzt, mir zu beweisen, dass die Männer-Diät absoluter Quatsch ist. Wie jemand nur so gehässig sein kann!

Ich trinke – so will es die Männer-Diät – zwei Liter Flüssigkeit pro Tag. Mineralwasser natürlich. Und dreimal pro Woche geht es zum Sport: laufen, schwimmen, radfahren. Ich frage mich zwar immer mehr, wann denn endlich das Männerspezifische bei dieser Männer-Diät beginnt, aber ich will ja nicht aufgeben. Denn die Männer-Diät hat weitere Ratschläge, wie das mit dem Abnehmen klappen kann:

1) Abnehmen mit einem oder mehreren Freunden, die auch einige Kilos loswerden wollen. Dazu kann ich nur sagen, dass meine Freunde es viel lustiger finden, mich auszulachen anstatt selbst etwas zu unternehmen.
2) Vertrag mit einem Fitnesscenter, das fachlich gut ausgebildetes Personal hat. Den Vertrag habe ich, mein letzter Besuch war am 13.3.2007.
3) Abspeckkuren im Urlaub. Urlaub?
4) Ein persönlicher Fitness-Ernährungscoach.
   Kosten: 30-300 Euro. Pro Stunde. Hatte ich vergessen zu erwähnen, wie viel ich als Journalist verdiene?

Ganz ehrlich: Die Männer-Diät hat mit Männern so viel zu tun wie „Hör mal, wer da hämmert“ mit Frauen. Ich bin enttäuscht, nur meine Frau ist glücklich. Sie wirft das Heft mit der Männer-Diät zum Altpapier und schiebt mir die Telefonnummer einer Freundin zu. Die ist Physiotherapeutin und könne mir bestimmt helfen, einen anständigen Sixpack hinzubekommen. Sie zieht die Augenbrauen hoch und lacht mich an. Eine tolle Frau! Wenn sie jetzt noch grunzen könnte ...

Die Männer-Diät hat gar nichts gebracht, ich stehe immer noch bei 90 Kilo. Also heißt es in der kommenden Woche: Erneuter Angriff, damit endlich die „8“ vorne steht.

Zahlen:

	19. Woche
Projekt	Männer-Diät
Gewicht	90 Kilo
Körperfett	18,2 %
BMI (kg/m²)	27,9
Lebensqualität	50 %
Mitmenschen	wollen lieber nochmal Carmen sehen

Tipp:
Die Männer-Diät von Focus entpuppte sich als Reinfall. Besser ist die Diät von „Men's Health". Auf der Internetseite des Magazins gibt es zahlreiche Varianten, die auf die Bedürfnisse von Männern abgestimmt sind, einen virtuellen Abnehm-Coach und einen Ernährungsberater. Im Forum kann man sich mit anderen Männern austauschen und die Ergebnisse vergleichen – und auch mal einen Lauftreff vereinbaren. Absolut zu empfehlen. Informationen unter: http://www.menshealth.de/mensdiet

Mein Körper ist ein Wrack

Der Sixpack ist ein Bauch, auf dem man Käse reiben kann. Deshalb hat sich Jürgen Hilfe bei einer Physiotherapeutin geholt – und kann nun immerhin Tic Tac Toe.

Soll ich Ihnen ein Geheimnis verraten? Okay, hier ist es: Mein Körper ist ein Wrack. Als ich am Mittwoch die Treppe im Parkhaus hochstieg, hätte ich anschließend beinahe jemanden angerufen, der mir ein Sauerstoffzelt bringt. Seit Dienstag habe ich Muskelkater, weil ich mit Kollegen, die im Durchschnitt 15 Jahre älter sind als ich, Freizeitfußball gespielt habe. Manchmal habe ich den Eindruck, dass mein Körper nur als Hülle für mein Gehirn dient, obwohl das Gehirn auch nur auf Teilzeitbetrieb ist.

Eine befreundete Physiotherapeutin bestätigt meinen Eindruck: „Oben hui, unten pfui!" Sie meint damit nicht einmal, dass ich ein hübsches Gesicht auf einem hässlichen Körper habe. Was sie sagen will: Ich habe ein Kreuz wie ein philippinischer Wasserbüffel, aber leider die Bauchmuskeln und den unteren Rücken eines indonesischen Geckos. Als sie mich untersucht, schüttelt sie mitleidig den Kopf: „Ts-ts-ts – völlig falsches Training!"

Wie? Falsch? Die ganzen Stunden im Fitness-Studio, die ich damit zubrachte, vor einem überdimensionalen Spiegel zu stehen und mir selbst dabei zuzusehen, wie angestrengt ich gucken kann? Die testosteronerfüllten Momente, wenn ich diese Hantel beim Bankdrücken doch noch einmal nach oben wuchten konnte? Dieses Männer-Gemeinschaftsgefühl, wenn man sich gegenseitig im Spiegel betrachtet und selbstverliebt zublinzelt? Alles falsch? Zugegeben: Bauchmuskeltraining stand auf meinem Trainingsplan immer ganz weit unten. Diese Übungen, bei denen man sich in eine dieser Wackel-Wippen zwängt und hin und her pendelt, wollte ich lieber Hausfrauen überlassen. Den restlichen Bauchmuskel-Bereich im Studio habe ich zur Flirtzone für Übriggebliebene erklärt und deshalb gemieden. Eine perfekte Figur bekommt man so freilich nicht.

Die fantastischen vier Bauchmuskeln

Zu einem Sixpack gehören eben auch die Rillen, die sich auf dem Bauch abzeichnen. Es hilft ja nichts, mühsam mit Bier-Diät und Hypnose die Fettschicht abzutragen, wenn sich darunter nichts befindet. Dann sieht man aus wie Sven Hannawald in der Schonzeit. Also habe ich meine Freundin Julia – eine der besten Physiotherapeutinnen überhaupt – gebeten, mir ein Programm für die Bauchmuskeln zusammenzustellen.

Ganz ehrlich: Wussten Sie, dass es vier Sorten Bauchmuskeln gibt? Gerade, innere schräge, äußere schräge und tiefe. Also, mein Bauch hat nur einen, ganz tiefen Bauchmuskel.

Zu Beginn gibt mir Julia zehn Tipps für optimales Bauchmuskeltraining:

1) Nur regelmäßiges Training bringt Erfolg.
2) Zum Erhalt der Basismuskulatur genügt es, zwei- bis dreimal pro Woche einen Trainingssatz bis zur Ermüdung durchzuführen.
3) Bauchmuskeltraining allein reicht nicht – die Ernährung muss stimmen.
4) Zum Bauchmuskeltraining gehört auch Rückentraining.
5) Wählen Sie die Übung entsprechend der Leistungsstärke aus.
6) Trainieren Sie ruhig und kontrolliert, ohne Schwung.

7) Die Intensität lässt sich über die Hebelwirkung von Armen und Beinen gut dosieren.
8) Atmen Sie gleichmäßig.
9) Dehnen Sie sich vor dem Training.
10) Lachen ist das beste Bauchmuskeltraining!

Dann geht es los mit den Übungen. Ich kannte bis jetzt nur Sit-ups und Crunches und selbst die habe ich falsch gemacht. Es gibt eine einfache Atemtechnik – bei Anspannung langsam ausatmen, bei Entspannung einatmen. Bei mir dagegen sah das wie bei jedem Mann im Fitness-Studio – bis auf diese Streber in Designer-Jogginghosen und ärmellosen Shirts – bisher so aus: Bei Anspannung habe ich die Augen zusammengekniffen, die Backen aufgeblasen und die Luft angehalten. Dann habe ich die Luft mit einem Stoß nach außen gepresst und zu japsen angefangen.

Die Übungen, die ich in dieser Woche kennenlerne, tragen so aufregende Namen wie „Die Feldenkrais-Uhr", „Isometrische Bauchmuskelspannung" und „Lick-Lack-Lock". Ich bin schon froh, das unfallfrei aussprechen zu können.

Bei „Lick-Lack-Lock" bin ich auf allen Vieren, dabei liegen die Unterarme flach auf dem Boden. Ich soll die Aufmerksamkeit auf die Körpermitte lenken und mit Tönen und Worten experimentieren. Ich soll „Brrrrr" sagen, als würde ich ein Pferd bremsen. Ich soll „Lick-Lack-Lock" sagen, dabei das „L" genüsslich anrollen lassen, den Vokal kurz halten und beim „ck" explodieren. Ganz ehrlich? Ich komme mir vor wie im Kindergarten, als ich bestraft wurde, weil ich einem anderen die Legosteine weggenommen hatte. Da musste ich etwas Ähnliches machen.

Also weiter zum „Käfer". Ich liege auf dem Rücken, Arme und Beine hängen locker in der Luft. In dieser Stellung soll ich bleiben, bis es anstrengend wird. Nach einer Minute verstehe ich, warum Marienkäfer immer so herumstrampeln, wenn sie auf dem Rücken liegen.

Ich wechsle lieber zur Übung „Steißbein-zieh-und-streck-dich". Ich liege auf dem Bauch, unter meinen Wanst habe ich ein Kissen geschoben. In der Anleitung steht: „Ziehen Sie nun das Steißbein wie ein Schwänzlein zwischen die Beine und recken Sie es dann wieder nach oben.“ Aha.

Nach einer Stunde Training und weiteren Übungen wie „Äpfel pflücken“, „Der alte Bär“ und „Die Welle“ (Fragen Sie nicht, was das ist!) stelle ich mich vor den Spiegel und spanne den Bauch an. Tatsächlich: Es macht „plöpp-plöpp-plöpp“ – ich kann drei kleine Rillen erkennen, die quer über den Bauch laufen und eine in der Mitte längs nach unten. Und: Zum ersten Mal seit einem halben Jahr ist es kein Speck, der da übereinanderrollt und über die Hose quillt, sondern ehrlich erarbeitete Muskeln.

Nun gut, Käse kann man auf meinem Bauch vielleicht noch nicht reiben. Aber Tic Tac Toe könnte man darauf schon spielen. Macht ja auch Spaß.

Den Gang auf die Waage habe ich in dieser Woche gescheut, weil ich nur Bauchmuskeltraining gemacht habe. Dafür wird es in der kommenden Woche knallhart. Ich starte am Montag mit Heilfasten – fünf Tage lang gar nichts essen!

Zahlen:

	20. Woche
Projekt	Bauchmuskel-Training
Gewicht	nicht gemessen
Körperfett	17,9 %
BMI (kg/m²)	nicht gemessen
Lebensqualität	70 %
Mitmenschen	sagen „Peter André“ zu mir

20. Woche

Tipp:
Ich habe tatsächlich versäumt, vor der Diät einen Physiotherapeuten aufzusuchen. Ein Fehler, wie sich herausstellen sollte. Ich würde dringend raten, sich vorher mit einem Experten abzusprechen. Sonst kann es durchaus passieren, dass man beim Fitness-Training grobe Fehler macht und sich Rücken und Gelenke ruiniert. Mehr Informationen unter: http://www.physio.de/

6. Monat (Juni)

Abnehmen hardcore:
„Dann ess' ich eben
gar nichts mehr!"

Huuuuunger!

Abnehmen hardcore: Seit Montag hat der arme Kerl nichts mehr gegessen, sondern nur Wasser und Tee getrunken. Ein Tagebuch, geschrieben aus dem hohlen Bauch.

Frauen haben eine komische Art, Ehrgeiz zu entwickeln. An 364 Tagen im Jahr ist ihnen jede Art von sportlichem Wettkampf total egal. Da schütteln sie den Kopf, wenn wir uns beim Fußball abrackern, den Gegner beim Kickern beleidigen und stundenlang Strategien für „Die Siedler“ entwickeln.

Dieser eine Tag voller Ehrgeiz kommt unerwartet – und unpassend. Ich habe mir am Freitag eine neue Spielkonsole gekauft und wollte sie gleich mit meinen Kumpels ausprobieren. Da sagt meine Frau: „Ich will gegen dich spielen!“ Klar, dachte ich mir, zock' sie schnell ab, dann ist wieder Ruhe für den Rest des Jahres. Das eheliche Duell sollte im Computer-Tischtennis ausgetragen werden. Ich will locker anfangen, da steht es schon 0: 4. Um es kurz zu machen: Ich habe 2: 11 verloren !

Neben dem obligatorischen Siegestanz legt meine Frau eine unglaubliche Indiskretion an den Tag. Auf der Party am Abend wusste jeder von meiner Niederlage. Und freilich erzählte sie auch von unserem nächsten kleinen Wettbewerb: In der vergangenen Woche hat sie es geschafft, fünf Tage am Stück zu fasten. Sie hat nichts gegessen. Ich habe alles versucht: vor ihren Augen Eis gelutscht, ihr Lieblingsgericht gekocht, ihr im Schlaf eingeredet, dass sie nun dringend ein Snickers essen muss. Es half nichts, sie hat durchgehalten.

In dieser Woche bin ich dran. „Reinigen Sie Ihren Körper von innen“, heißt es in der Beschreibung, die eher an eine

Broschüre von Scientology erinnert als an ein Buch übers Fasten.Man soll Tagebuch führen, heißt es weiter. Nein, nicht um sich selbst zu kontrollieren, sondern um den „Weg der Erneuerung“ später nachlesen zu können. Nun, an eine Erneuerung glaube ich nicht wirklich – übrigens auch keiner, der mich kennt –, aber das mit dem Tagebuch kann ja nicht schaden.

Montag, Feiertag

Abbautag. Ist ziemlich cool: Ich kann nochmal einen Kaffee trinken, eine Zigarette rauchen und sogar noch essen. Dafür gegen meine Frau im Tischtennis verloren. 6: 11. Kurz ausgerastet. Noch was gegessen, von wegen Vorrat und so. Gegen den Computer im Tischtennis gewonnen. Wieder beruhigt. Mit Frau vertragen. Der erste Fastentag kann kommen. Spät ins Bett gegangen.

Dienstag

In die Arbeit gegangen. Geärgert. Kommt doch der Chef mit einer Wurstsemmel rein und fragt, ob ich mal beißen will. Kündigung geplant. Stellenanzeigen für Journalisten angesehen. Kündigung rückgängig gemacht.

Mittag als einziger im Büro geblieben. Huuuuuuunger. Ich steh das niemals durch! Mein Bauch fühlt sich an wie eine Orange, die man sechs Tage in der Sonne liegen lässt. Das kann doch nicht gesund sein, was ich hier mache. Der Fastentee schmeckt, als würde man auf eine Wiese gehen, eine Handvoll Gräser pflücken, sie sich in den Mund schieben und drei Stunden darauf herumkauen.

Um 16.30 Uhr heimgegangen, weil ich weggeschickt wurde. In der U-Bahn eingeschlafen. Als ich daheim ankomme, steht meine Frau schon in der Küche. „Ich mach’ mir einen

Gemüseburger – ohne Kohlehydrate." Ich wäre schon froh, überhaupt eine Kalorie zu bekommen. Ist aber nicht drin. Es gibt 250 Milliliter klarer Gemüsebrühe. Die schmeckt, als würde man einen Suppenwürfel pur lutschen. Nicht einmal Interesse daran gehabt, die neuen Folgen von „Lost" zu gucken, die mir ein Kollege mitgebracht hat. Bald eingeschlafen. „Grey's Anatomy" verpasst.

Mittwoch

Um sieben Uhr aufgewacht. Topfit. Zum ersten Mal eher als der Kollege im Büro gewesen. Kurz überlegt, ob meine Frau mir nachts irgendwas zu essen eingeflößt hat. Überlegung verworfen.

„Sie werden heute eine nie gekannte innere Ruhe spüren", heißt es in dem Buch, das anscheinend nicht für Menschen wie mich geschrieben wurde. Es gibt fünf Dinge im Leben, die ich lieber tue als alles andere: 1) Essen – das ist nicht möglich. 2) Rauchen – geht auch nicht, man will ja rein werden. Deshalb funktionert auch kein 3) Kaffeetrinken. 4) wäre Sport treiben – aber dafür habe ich aber keine Kraft. Und 5) geht nicht, weil es da ja diesen Wettbewerb zwischen mir und meiner Frau gibt. Also: Wie soll ich so eine nie gekannte innere Ruhe finden?

Erstaunlicherweise habe ich keinen Hunger. Man verstehe mich nicht falsch – vor meinem geistigen Auge schwebt ständig ein saftiges Steak mit Pommes, dazu ein Schnitzel und irgendwo kann ich auch eine Currywurst erkennen. Aber Hunger in dem Sinne, dass mein Bauch Meldung macht und „Füttere mich!" schreit, habe ich nicht.

Abends dann Ehezoff. Meine Frau isst: Nüsse. Einen Obstsalat. Eine leckere Suppe. Ein Stück Schokolade. Ich esse: nichts. Auf der Couch dann isst sie Kohlrabi. Naja, wenn der so schmeckt wie er riecht, bin ich froh, dass ich gerade faste. Wieder bald ins Bett gegangen. „Weeds" verpasst.

Donnerstag

Habe von einer Wagenrad-Pizza geträumt, die mit dreifach Nudeln in Käsesoße belegt war. Ein schöner Traum. Ich bin die Ruhe selbst. Zumindest bin ich trotz Essens-, Nikotin- und Koffeinentzug nicht schlechter gelaunt als sonst. Sagen auch die Kollegen. „Dünn bist du geworden", sagt eine liebe Kollegin. Fast geplatzt vor Stolz. Eine andere Kollegin zwinkert mir im Gang zu. Tatsächlich geplatzt vor Stolz.

Auf den „flotten Spaziergang", den das Buch empfiehlt, dankend verzichtet. Im Büro mehr Dinge erledigt als sonst. Ich kann mich irgendwie besser konzentrieren, obwohl ich müde bin. Die vierzehnte Tee-Variante versucht. Dem Herrn gedankt, dass ich kein Engländer bin und bald wieder guten Kaffee bekomme. Nachmittag bin ich dann auf die Waage: 87 Kilo! Drei Kilo sind runter! Siegestanz aufgeführt.

Aber ich bin noch nicht am Ende. Ich muss noch Freitag und Samstag durchstehen, um fünf Tage zu schaffen. Wissen Sie was? Ich glaube, ich packe noch einen Tag drauf. Als Rache für das verlorene Tischtennis-Spiel ...

Heilfasten hat etwas gebracht, nun muss ich nur den Jojo-Effekt verhindern. Das geht am besten mit einer No-Carb-Diät. Die nehme ich ab Sonntag in Angriff. Diesmal hilft mir meine Frau auch wieder.

Zahlen:

	21. Woche
Projekt	Null-Diät
Gewicht	87 Kilo
Körperfett	18 %
BMI (kg/m²)	26,5
Lebensqualität	30 %
Mitmenschen	würden das nie schaffen!!!

Tipp:
Nulldiät oder Heilfasten sollte man nur in Absprache mit dem Arzt machen. Ich würde auch raten, sich Urlaub zu nehmen, weil es nach zwei, drei Tagen doch sehr anstrengend wird, sich zu konzentrieren. Sorgen Sie auch dafür, dass ihre Mitmenschen erfahren, dass sie fasten. Es kann durchaus vorkommen, dass Sie stinken. Und Ihre Freunde und Kollegen werden auch Rücksicht auf Sie nehmen, wenn Sie wissen, was Sie vorhaben. Mehr Informationen: http://www.heilfastenkur.de/

Jojo-Effekt? Was ist das?

Nach einer Woche Nulldiät gibt es nur ein Ziel: den berüchtigten Jojo-Effekt verhindern. Dafür geht Jürgen an seine Grenzen: die Atkins-Diät muss her.

Fünfeinhalb Kilo. Fünf-ein-halb. In Zahlen: 5 1/2. In amerikanischen Pfund: zwölf und 200 Ounce. So viel habe ich während der Nulldiät (ich habe übrigens doch nur die fünf Tage durchgehalten) abgenommen. Es war hart: Ich habe von einer Pizzagne geträumt – das ist eine Pizza, auf die man eine Lasagne packt und alles zusammen isst. Eine Marktlücke, wie ich finde. Sollte mein Plan vom Lottogewinn in drei Jahren nicht funktionieren, mache ich einen Pizzagne-Laden auf.

Das Schlimmste an der Nulldiät waren die Kommentare meiner Kollegen und Freunde. Ich habe mit Jubel gerechnet, mit Bewunderung, mit unterstützenden Zurufen. Statt dessen nur blöde Sprüche:

„Nächste Woche ist alles wieder drauf – und noch zwei Kilo mehr!“

„Mhhhhm – gutes Steak ...“

„Gott, ist das ungesund, gar nichts zu essen! Und bringen tut's auch nichts!“

„Bei einer Nulldiät darf man auch kein Eis essen, oder?“

„Hast Du eigentlich Hunger?“

„Du nimmst doch nur Muskelmasse ab, sonst gar nichts!“

Es geht um den berüchtigten Jojo-Effekt. Das Gewicht hüpft auf und ab – und am Ende hat man mehr Pfunde auf den Rippen als je zuvor. Schuld ist die radikale Unterversorgung während einer Diät. Der Körper schaltet auf Sparflamme und baut neben Fett auch Gewebe ab. Dieses Gewebe verbraucht permanent Energie. Die einfache Regel: Weniger Gewebe, weniger Grundumsatz. Werden am Ende einer Diät die alten Gewohnheiten wieder aufgenommen und keine Muskelmasse aufgebaut, nimmt man zu.

Der Jojo-Effekt als Nemesis des wild entschlossenen Diät-Junkies: Es gibt Tausende von Webseiten, die sich nur mit diesem Thema beschäftigen. Sie ahnen nicht, was es da für Bilder gibt. Der Jojo-Effekt ist für einen Dicken das, was für einen Stürmer (nein, nicht den Torwart) die Angst vorm Elfmeter ist oder für eine Frau die Vorstellung, dass beim Räumungsverkauf einer Boutique alle Schuhe mit Größe 39 bereits vergriffen sind.

Die goldenen Regeln

Aber was soll man dagegen tun? Die meisten Anti-Jojo-Webseiten halten goldene Regeln parat:

1) Die Diät nicht radikal abbrechen. George B. Shaw sagte: „Jeder Trottel kann fasten. Aber nur ein weiser Mensch kann es richtig beenden."
2) Auf vitaminreiche und fettarme Kost vor allem in den ersten Tagen nach der Diät achten.
3) Durch Ausdauersport den Kalorienbedarf des Körpers anheben.
4) Durch intensives Krafttraining die verlorene Muskelmasse wieder aufbauen.

Das sind vier Aufgaben auf einmal – bisher habe ich pro Woche eine Diät versucht. Aber gut, es wird zu schaffen sein. Ich setze in dieser Woche auf die Low-Carb-Diät und viel Sport. Ich habe Urlaub, deshalb habe ich erstens Zeit, das alles durchzuziehen und zweitens gibt es keine nervenden Kollegen.

Am Samstag ist das so genannte Fastenbrechen angesagt: ein Apfel. Nach fünf Tagen ohne Essen schmeckt dieser Apfel wie ein Fünf-Gänge-Menü beim Italiener. Danach gehe ich 45 Minuten lang laufen und quäle mich 20 Minuten lang bei Julias Bauchmuskel-Übungen (siehe 19. Woche). Am Sonntag läuft es ähnlich: Einen Maiskolben, ein wenig Salat und eine Stunde Sport.

Am Montag darf ich zum ersten Mal wieder etwas essen, das Eltern hat: Pute mit Salat. Dazu gibt es Orangensaft und Mineralwasser. Robert C. Atkins wäre stolz auf mich gewesen. Am Dienstag wieder ein Apfel, eine Banane, Pute und Salat. Ganz ehrlich: abwechslungsreich ist das nicht.

Dazu merke ich, dass mir irgendetwas fehlt. Ich war am Dienstag beim Fußball mit Kollegen. Am Abend dann habe ich Krämpfe an Orten, von denen ich nicht einmal wusste, dass sie zu meinem Körper gehören. Irgendwo zwischen rechter Pobacke und Außenband im Knie zieht sich alles zusammen, danach zwickt es neben dem vierten Lendenwirbel, am Ende habe ich einen Krampf im linken Zeigezeh.

Ich muss einen Mangel haben. Die Low-Carb-Diät verbunden mit Sport tut nicht gut. Nachts träume ich von fettreichem Essen, das ich tagsüber nicht bekomme. Dazu die Krämpfe! Kein Wunder, dass es diese Gerüchte über Robert Atkins gibt, er wäre als dicker Mensch an einem Herzinfarkt gestorben.

Der Gang auf die Waage zeigt an: 86 Kilo. Jojo-Effekt? Welcher Jojo-Effekt? Ich denke, ich sollte eine eigene Homepage aufmachen: www.whatthehellisjojo.de.

Zahlen:

	22. Woche
Projekt	Low-Carb-Diät
Gewicht	86 Kilo
Körperfett	17,9 %
BMI (kg/m²)	26,2
Lebensqualität	70 %
Mitmenschen	können mich nicht nerven

Tipp:

Die Atkins-Diät ist mit Vorsicht zu genießen. Die Ernährungswissenschaft geht davon aus, dass eine ketogene Ernährung bei Low-Carb-Diäten zu verschiedenen Gesundheitsstörungen und -schäden führen kann, unter anderem Niereninsuffizienz, Leberschäden, Akne und Verstopfung. Der Fettgehalt bei dieser Diät liegt bei über 50 Prozent, die Diät ist nicht ausgewogen. BuchTipp: Robert C. Atkins: Atkins for Life, Goldmann, 2004

Die Weltretter-Diät

Nach einem unglaublich schlechten Tennismatch beschließt Jürgen, die Welt zu retten und zum Helden zu werden: eine Diät gegen die globale Erwärmung.

Als „Projekt 15" startete, habe ich eine Liste angefertigt, woran ich erkannt habe, zu dick zu sein. Auf Platz sieben stand die Aussage eines unsportlichen Mitarbeiters beim SZ-Fußball: „Du hast ‚nen Antritt wie ein Klavier!"

Am Samstag spielte ich mit einem Kollegen Tennis. Als er einen Ball nicht erlaufen konnte, lief er ans Netz und sagte: „Wenn Du 'nen Antritt wie ein Klavier hast, dann bin ich ein Konzertflügel!" Nach einer Stunde schwitzten wir beide wie zwei Sumo-Ringer nach einem 1000-Meter-Lauf und beschlossen, der Jugend den Vortritt zu lassen und lieber in den Biergarten zu gehen. War ja auch verdammt heiß an diesem Samstag, da muss man nicht noch für mehr Wärme sorgen.

A propos Wärme: Ich habe kürzlich gelesen, dass der amerikanische Meteorologie-Professor Eugene Cordero für Kalifornien die „Diät gegen globale Erwärmung" erfunden hat. „Die Forschung zeigt, dass die Wahl unserer Lebensmittel genau so positiv wirken kann wie Hybridautos oder Energiesparlampen", sagt der Forscher.

Ich habe es schon immer gewusst: Ich habe das Zeug zum Helden. Mit dieser Diät nehme ich nicht nur ab, sondern rette nebenbei auch noch die Welt vor der drohenden Klimakatastrophe. Wussten Sie, dass die Herstellung von Lebensmitteln in den USA 17 Prozent des Verbrauchs an fossilen Energieträgern ausmacht? Ich nicht. Dazu die Meldung, dass Nutztierherden aufgrund der Blähungen weltweit für 18 Prozent des Treibhauseffektes verantwortlich sind. Schockierend, oder?

Man könnte also nach diesen Forschungsergebnissen sein Leben lang Haarspray in die Luft blasen, einen Hummer fahren und mit dem Flugzeug in den Urlaub fliegen, wenn man nur seine Ernährung CO_2-gerecht umstellt.

Die einfachen Regeln der Weltretter-Diät: wenig Fleisch, kein Mais: „Mais ist ein Getreide, das sehr viel Kohlendioxid erzeugt", sagt Cordero. „Es laugt den Boden aus und erfordert große Mengen an Dünger." Kurz schäme ich mich, dass ich als kleiner Junge täglich einen Maiskolben vom benachbarten Bauern geklaut habe.

Es geht zurück zu den Wurzeln: eigene Lebensmittel selbst herstellen. Also habe ich mir von meiner Mama einen Gemüsegarten im Blumenkasten basteln lassen: Dill, Pfefferminze und anderes Gewächs ist da drin. Ab sofort werden keine Teebeutel mehr verschwendet und auch aus England eingeflogene Teesorten – klimatechnisches Teufelszeug – sind tabu. Ich koche Wasser und lege zwei Pfefferminzblätter rein. Lecker und umweltgerecht.

Karpfen aus dem Teich

Gemüse hole ich mir in dieser Woche vom Biobauern, die Eier auch. Fleisch gibt es gar nicht, was meine Frau als Vegetarierin besonders freut. Ich habe sogar ein Feld in der Nähe von München entdeckt, auf dem man Erdbeeren selbst pflücken und während der Ernte so viele essen darf, wie man kann. Bananen gehen gar nicht – ich weiß schließlich, wieviel CO_2 in die Atmosphäre geblasen wird, nur um die krummen Dinger mit dem Flugzeug aus Südamerika hierher zu bringen. Von Flug-Ananas ganz zu schweigen.

Am Dienstag gibt es dann sogar selbstgefangenen Karpfen. Ich bin mit einem Freund an einen See gefahren, mit dem Fahrrad freilich, und habe geangelt. Nun ist das Angeln an sich so spannend wie das Schreiben von Urlaubspostkarten. Wenn man aber so am Ufer sitzt, die Angel in der linken Hand, ein Bier – natürlich eines von der ortsansässigen Brauerei – in der rechten, und darüber philosophiert, wie man die Welt rettet, nur weil bald ein Karpfen auf dem Grill zappelt, bekommt die Situation etwas eigenartig Befreiendes. So wie damals zu Studentenzeiten, als wir kistenweise Krombacher getrunken haben, um den Regenwald zu retten.

Am Ende der Woche hatte ich den Pfefferminz-Wald gerodet, den Karpfenbestand in der Oberpfalz halbiert und ungefähr 20.000 oberbayerische Erdbeeren verputzt. Abgenommen habe ich allerdings gar nichts, im Gegenteil: Ein halbes Kilo ist wieder drauf.

Dafür habe ich das Gefühl, zumindest ein wenig die Welt gerettet zu haben – und das zeige ich auch jedem. Als ich meinen Tennispartner in der Kantine mit Hacksteak, Pfeffersoße und Salzkartoffeln entdecke, sage ich nur: „Du hast nicht nur ’nen Antritt wie ein Konzertflügel, sondern bist auch noch schuld am Klimawandel.“ Er sieht mich nur verwundert an. Hat ja niemand behauptet, dass es leicht ist, ein Held zu sein.

Zahlen:

	23. Woche
Projekt	Weltretter-Diät
Gewicht	86,5 Kilo
Körperfett	19 %
BMI (kg/m²)	26,4
Lebensqualität	100 %
Mitmenschen	müssen mich „Held“ nennen

Am Stichtag fett!

Trotz eines unglaublichen Zwischenspurts sind die geplanten 15 Kilo noch nicht runter – Jürgen ist immer noch zu dick. Aber Aufgeben ist nicht! Es muss weitergehen.

Es war im Januar, als ich mir in den Kopf gesetzt habe, bis zu meinem Geburtstag 15 Kilo abzunehmen. Die aufmunternden Worte der Kollegen („Dafür bist du viel zu faul und verfressen!" oder „Wenn Sie so weitermachen, können Sie schon mal einen Termin beim Leichenbestatter ausmachen!") haben mir sehr geholfen.

Der Stichtag für Projekt 15 kam nun schneller als erwartet. Da diätet man so fröhlich vor sich hin, plötzlich sagt unser Produktmanager „Mensch, Du hast doch am 21. Juni Geburtstag, oder? In acht Tagen ist es soweit!" Acht Tage? Ach herrje! Plötzlich war ich aufgeregt wie damals vor dem Abschlussball des Tanzkurses in der zehnten Klasse. Nur ging es damals nicht ums Abnehemen, sondern darum, keine blöde Figur zu machen, wenn ich zum ersten Mal in einen Anzug gequetscht werde und eine Frau mit einstudierten Tanzschritten beeindrucken muss.

Ist die Zeit schnell vergangen! Diese Woche habe ich, neben nervösem Herumhibbeln, vor allem damit zugebracht, eine Liste zu erstellen mit den Diäten, die mir aufgefallen sind:

Die lustigste Diät: Mit Bier zum Idealgewicht

Mal ehrlich: Kann es eine schönere Diät geben als jene, bei der man am Samstagmorgen ein Bier zapft, in seiner Hosentasche eine Taxi-Rechnung über 50 Euro findet und beschließt, dass wildfremde Menschen plötzlich beste Freunde sind?

Die erotischste Diät: Strippen fürs Traumgewicht

Nur zwei Sätze: 1) Carmen Electra vollführt in einem Video ein Strip-Aerobic-Programm. 2) Meine Frau hat es auch ausprobiert.

Die ungewöhnlichste Diät: Hypnotisier' mir das Fett weg!

Sagen wir es so: Da sorgt einer mit einem Fingerschnippen dafür, dass ich einschlafe. Dann kniet er vor mir und flüstert mir Dinge ins Ohr: „Du hast keine Lust mehr auf Süßigkeiten, Du willst einen leckeren Salat." Klingt komisch? Isses auch!

Die coolste Diät: Ich bin ein Joystick

Ich bin der tasmanische Teufel, der wie verrückt vor einem Fernseher herumhoppelt und dabei Übungen ausführt, die ein Computer-Trainer diktiert. Prima Sache. Denn nebenher kann ich den Freunden mal zeigen, wie der Fred-Feuerstein-Shuffle beim Bowlen funktioniert und dass die Tennis-Rückhand auch an der Konsole funktioniert. Dass ich mich dabei für die Nachbarn zum Horst mache, ist mir egal. Ich bin ja drei Wochen später umgezogen.

Ziel verfehlt – macht nix, es geht weiter

So, die 25 Wochen sind nun also vorbei. Ich habe insgesamt acht Kilo verloren (siehe Tabelle), das Körperfett um 5,8 Prozentpunkte reduziert, den Body-Mass-Index um 3,6 Punkte. Tja, das große Ziel wurde eindeutig verfehlt.

Das Problem dabei ist, dass ich von meinen Kollegen und Freunden immer noch gehänselt werde. Stellen Sie sich das mal vor: Heute morgen kommt der Geschäftsführer in mein Zimmer und sagt: „Alles Gute zum Geburtstag. Ich habe mit ein paar Leuten über deine Diät gesprochen. Die haben gesagt: Der nimmt ja gar nichts ab!“ Und geht aus dem Zimmer. Einfach so. Der Produktmanager vergleicht mich inzwischen nicht mehr mit einem Klavier, sondern mit einem Kontrabass.

Nein, das kann ich nicht auf mir sitzen lassen! „Projekt 15“ geht weiter – es dauert eben ein wenig länger. Rom brauchte Zeit zum Aufbau, ich brauche Zeit zum Abbau. Deshalb wird verlängert. Aber was tun?

Jetzt kommen die Leser meiner Internet-Kolumne ins Spiel: Durch deren Post bin ich auf zahlreiche Diäten gestoßen, von denen ich vorher noch nie gehört hatte. Da gibt es zum Beispiel die Boot-Camp-Diät von Billy Blanks, dem Hollywood-Sternchen-Trainer mit Faible für militärische Sprechweise. Der verspricht, jemanden wie mich innerhalb von sieben Tagen fit zu bekommen – oder er gibt einem das Geld zurück. Halt schon mal einen Scheck bereit, Billy, ich bin wild entschlossen.

Dann gibt es Extrem-Mountain-Biking in der Schweiz. Eine Woche lang soll ich radeln, bis die Waden krachen – und das auch noch mit ärztlicher Anleitung. Es gibt die Nike-plus-Diät, bei der ich per iPod gegen Menschen aus London und Tokio antreten kann. Jeder Schritt wird gespeichert, die Geschwindigkeit, der Trainingserfolg.

Und dann gibt es freilich noch „Shaky“, den Wundersaft des Art Directors der Süddeutschen Zeitung. Ach ja: Jemand hat mir die Handy-Diät vorgeschlagen. Ich habe keine Ahnung, was das sein könnte, aber ich finde: Diese Diäten gehören ausprobiert. Und da ich meinen Kollegen diesen ersten Triumph nicht gönne, muss ich einfach weitermachen.

Zahlen:

	24. Woche
Projekt	letzte Woche
Gewicht	87 Kilo
Körperfett	18,5 %
BMI (kg/m²)	26,5
Lebensqualität	70 %
Mitmenschen	wollen, dass ich weitermache

Tipp:
Diesmal ein ganz persönlicher Tipp: Lassen Sie sich bloß nicht entmutigen, wenn Sie an Ihrem Stichtag – meistens Geburtstag oder Weihnachten – nicht genug abgenommen haben. Es geht nicht, wie beim Fußball darum, am 34. Spieltag vorne zu stehen. Das Ziel sind die Kilos – und wann sie letztendlich weg sind, ist vollkommen egal!

7. Monat (Juli)

Gemeine Gimmicks
und fit fürs Bett:
Endlich dünn.

Die iPod-Petze

Der Autor hat die Lauf-Kooperation von Apple und Nike getestet: Chip im Schuh, ein iPod im Trikot, die Daten werden gespeichert und übermittelt. Am Ende ist klar: Laufen mit Musik ist die Hölle.

Als ich vergangene Woche beschloss, „Projekt 15" weiter durchzuziehen, wurde mir klar: Ohne fremde Hilfe geht es nicht . Nein, kein Ernährungspsychologe, kein persönlicher Fitness-Trainer, kein Hypnotiseur. Niemand, der meine Essgewohnheiten mit meinem Gemütszustand in Verbindung bringt. Niemand, der mich anbrüllt, während ich krampfhaft versuche, mehr als einen Klimmzug hinzubekommen. Niemand, der weiter in mein Gehirn vordringt als mein Bewusstsein.

Was ich jetzt brauche, ist ein Computer. Ein Gerät, das meine Trainingsleistungen ohne jeglichen Schnickschnack aufzeichnet und mir knallhart sagt, ob ich gut war. Ein Freund brachte mich auf die Idee: „Von anderen Menschen lässt du dir sowieso nichts sagen. Kauf dir doch dieses Hybrid-Ding!"

Das Hybrid-Ding nennt sich „Nike plus" und ist eine Kooperation von Nike und Apple. Es funktioniert so: Im Laufschuh wird unter dem Fußbett ein Chip platziert, der jeden Schritt registriert. Per Funk werden alle Daten an einen Empfänger gesendet, der an einen iPod angeschlossen ist. Dort wird alles gespeichert: Strecke, Zeit, Geschwindigkeit. Zum Laufen gibt es Musik.

Ich muss zugeben: Ich bin noch nie mit Kopfhörern im Ohr gelaufen. Bisher lauschte ich der Natur, dem Feierabendverkehr oder den keuchenden Nachbarn im Fitness-Studio. Nun aber habe ich mir 482 Songs auf den iPod geladen und bin eisern entschlossen, zu laufen soweit mich meine Füße tragen. Also erst mal die große Runde um mein Haus. Das dürften so ungefähr zehn Kilometer sein. Denke ich.

Eine kurze Frage an jene Leser, die beim Laufen Musik hören: Passen Sie Ihre Schrittfolge auch dem Beat der Musik an? Ist das normal? Als ich das Haus verlasse, höre ich „Seven Nation Army“ von den White Stripes. Meine Füße bewegen sich zum Bass: Daaaa-dadada-da-daaa-daaaa. Wenn mich jemand laufen sieht, muss er denken, ich hätte gleichzeitig einen Krampf in der linken Wade und einen chronischen Hüftschaden. Schnell weiter zum nächsten Lied: „Live and Let Die“ von Guns N’ Roses.

Als Slash das Anfangsriff spielt, hetze ich durch den Park, als wäre eine wild gewordene Herde Bienen hinter mir her. Reißt aber auch mit, wenn Slash in die Saiten haut. Dafür wird’s beim nächsten Song gemütlich. Zu „Alive“ von Pearl Jam schließe ich die Augen und verfalle in ein schnuckliges Nordic-Walking-Tempo.

Eine kurze „Große Runde“

So geht es weiter: Bei „Ding“ von Seed hüpfe ich wie ein Jo-Jo, bei „Clown“ von Korn trete ich gegen einen Baum, bei der Eingangsmusik von den Fraggles klatsche ich fröhlich mit und beim „Unknown Stuntman“ von Lee Majors jogge ich cooler als Howie es je könnte. Ich sehe schon: Meine Playlist ist ein wenig unausgewogen. Die ist verbesserungsfähig.

Dafür gibt es zum Ende des Trainings den sogenannten Powersong: Drückt man in die Mitte des Bedienfeldes, wird der Lieblingssong gespielt – wenn man einen ausgewählt hat. Habe ich natürlich vergessen, also spielt der iPod „Closest Thing to Crazy“ von Katie Melua. Haben Sie schon einmal versucht, die letzten Meter eines Ausdauerlaufes mit diesem Song zu bestreiten? Das ist, als hätte man Kaugummi an den Schuhen, würde gegen den Wind laufen und zusätzlich am T-Shirt festgehalten.

Aber ich habe es geschafft, die große Runde wurde bewältigt. Ich drücke „Training beenden“ und höre eine weibliche Stimme, die sagt: „Sie sind 4,89 Kilometer gelaufen und haben dafür 26 Minuten und 53 Sekunden gebraucht.“ Wie? Spinnt die? Das kann nicht sein. Ich fahre die Strecke mit dem Fahrrad ab und schaue auf den Tacho: 4,89 Kilometer. Tatsache, es stimmt! Wie lang ist denn dann meine mittlere Runde? Und erst die kleine? 200 Meter? Verzweiflung macht sich breit.

Der iPod verrät mir, dass ich 450 Kalorien verbraucht habe. Dafür bin ich fast 27 Minuten gelaufen? Das esse ich in 90 Sekunden wieder drauf!

Am nächsten Tag schließe ich den iPod an den Computer an und überspiele die Daten. Dort steht, dass ich mir Ziele setzen und mich mit anderen Läufern vergleichen kann. Andi aus London etwa ist am Sonntag auch 4,9 Kilometer gelaufen ist. Er hat aber nur 23 Minuten gebraucht. Tom aus Los Angeles gar nur 21 Minuten und 30 Sekunden. Ganz ehrlich: Motivierend ist das nicht!

Dafür werde ich aufgefordert, mir ein Ziel zu setzen. Ich bin natürlich Optimist und gebe an: 100 Kilometer in vier Wochen. Für einen Kilometer will ich nicht länger als fünf Minuten brauchen. Das muss doch möglich sein.

Am Dienstag und Mittwoch war ich Fußball spielen, das zählt aber nicht, weil der Chip nur im Laufschuh funktioniert. Am Ende der ersten Woche bin ich ein wenig enttäuscht: Ich muss in den kommenden drei Wochen noch 93,91 Kilometer laufen. Ich war nämlich nur noch einmal joggen, eine kurze Runde – und die ist laut Nike Plus nur 1200 Meter lang ...

Aufgeben ist jedoch nicht, denn ich starte jetzt Langzeitprojekte: Zu den verbleibenden 94 Kilometern will ich in den kommenden drei Wochen auf Süßigkeiten verzichten. Außerdem fahre ich am Wochenende in die Schweiz, um gemeinsam mit Mountainbike-Weltmeister Thomas Frischknecht zu trainieren und noch mehr Pfunde zu verlieren.

Zahlen:

	25. Woche
Projekt	Nike-plus-Laufschuhe
Gewicht	87 Kilo
Körperfett	18 %
BMI (kg/m²)	26,5
Lebensqualität	80 %
Mitmenschen	sagen, ich sei zu doof zum Laufen

Tipp:
Ich kann die Laufkooperation von Nike und Apple wärmstens empfehlen. Mittlerweile bin ich Rennen gegen Menschen aus England, den USA, den Philippinen, Italien, Südafrika und Brasilien gelaufen. Die meisten habe ich verloren. Es entstanden aber auch einige interessante e-mail-Kontakte mit anderen Läufern.
Das „Nike plus"-System motiviert, weil man das Ziel nicht aus den Augen verliert und nette Leute kennen lernt. Da ich auch im Urlaub laufe, habe ich zum einen schon die Lieblingsstrecken anderer Läufer ausprobiert, zum anderen aber auch für alle Besucher von München eigene tolle Laufstrecken ins Netz gestellt.
Mehr Informationen: http://nikeplus.nike.com/nikeplus/

Der sich den Wolf radelt

Schmieder hat an einem Rad-Rennen teilgenommen – und auch noch gewonnen. Hinterher musste er aber feststellen, dass eine Radhose angebracht gewesen wäre.

Ich drehe mich um. Der Typ ist immer noch da. Ich trete schneller. Hilft nichts. Er hängt an meinem Hinterreifen, als wäre mein Fahrrad ein Tandem. Ich schwitze. Er grinst. Ich werde wütend und trete fester. Warte nur, Bürschchen, dich hänge ich ab!

Wenn man absolut entschlossen ist, 15 Kilo abzunehmen, dann darf man sich nicht mit dem normalen Programm begnügen. Umstellen der Ernährung, ein bisschen mehr Sport, weniger Alkohol – das ist alles schön und gut und zeitigt auf lange Sicht deutliche Erfolge. Aber um mir einen kurzfristigen Push zu geben, muss ich zu härteren Mitteln greifen.

Ich bin also in die Schweiz gefahren, um an der Bike-Challenge von Mountainbike-Weltmeister Thomas Frischknecht teilzunehmen. Nach zwei Tagen Höhentraining auf 2000 Metern habe ich eine Überdosis Sauerstoff in meinen Lungen und könnte im Stehen einschlafen. Auf der anderen Seite fühle ich mich topfit und bereit für das große Rennen am Sonntag. Ich wähle die Kurzstrecke über 28 Kilometer, dabei sind 500 Höhenmeter zu überwinden.

Am Start ist die Laune gut: Die Fahrer begrüßen sich, klatschen sich ab, hauen sich auf die Schulter. Dann wird es ernst, der Moderator ruft: „Die Fahrer für die Kurzstrecke machen sich bitte bereit.“ Dann liest er die 120 Teilnehmer vor. Als ich meinen Namen höre, rolle ich unter tosendem Applaus von fünf Menschen – meiner Frau und zwei befreundeten Paaren – an die Startlinie.

Bereits nach einem Kilometer merke ich: Wenn der Schweizer von „Mountainbike-Rennen“ spricht, dann meint er damit keinen Anstieg oder einen kleinen Hügel. Er meint die Eiger-Nordwand! Drei Minuten nach dem Start geht es bergauf. Ist das ein Berg oder eine Kletterwand? Ich will glänzen und ziehe zu einem Zwischenspurt an, den ich immerhin eine Minute durchhalte. Herrgott, ist das steil! Meine Oberschenkel schwellen an, dafür wird meine Lunge immer enger.

Die Wurzel kommt

Ein zehnjähriger Steppke überholt mich derart schnell, dass ich kurz mal nachsehen muss, ob ich auch wirklich noch vorwärts fahre. Oben auf dem Berg sehe ich auf den Tacho: Erst 3,2 Kilometer. Ich denke mir: Wisst Ihr was? Wenn das so weitergeht, steige ich ab.

Ich schnaufe wie ein Taucher, der gerade zwei Minuten unter Wasser verbracht hat und versuche, Energie zu bekommen. Ist gar nicht so einfach: Mit der linken Hand halte ich das Fahrrad auf dem Weg, mit der rechten versuche ich, die Trinkflasche aus dem Halter zu ziehen. Wenn jetzt eine Wurzel oder ein Ast kommt, ist es um mich geschehen. Als mir dann noch ein Streckenposten eine Banane in die Hand drückt, fahre ich plötzlich freihändig. Panik ...

Natürlich: Die Wurzel kommt und ich fahre drüber. Nicht nur, dass ich mir ein isotonisches, epo-freies Getränk ins Gesicht spritze. In dieser Sekunde bereue ich, statt einer gepolsterten Fahrradhose nur meine Fußballshorts angezogen zu haben.

Dann wird es besser: Die Strecke verläuft einigermaßen ebenerdig und führt zu den schönsten Punkten im Engadin: vorbei an Wasserfällen mit Blick auf den Gletscher. Dazu klare Luft und frischer Wind. Der schönste Ausblick: der Steppke, der mich vorhin überholt hat, ist nur noch 200 Meter vor mir. Ich will mich heranpirschen und dann ein Formel-1-mäßiges Überholmanöver starten.

Schmerzende Körperteile

Doch da geht es schon wieder bergauf und ich habe Probleme, die schmerzenden Stellen an und in meinem Körper zu zählen. Im Kopf erstelle ich eine Top-Ten-Liste der Körperteile, die am meisten weh tun:

10) Hände
9) Unterer Rücken
8) Augen
7) Nacken
6) Waden
5) Lunge
4) Hintere Oberschenkel
3) Vordere Oberschenkel
2) Hinteres Schambein
1) Vorderes Schambein

Der Tacho zeigt an: noch 4,8 Kilometer. Es geht um einen wunderschönen See, den ich leider nur schemenhaft erkenne, weil mir der Schweiß in die Augen läuft und meine linke Wade und der rechte Oberschenkel einen Wettbewerb um den fiesesten Krampf ausfechten. Ein Teil meines Gehirns sagt: durchbeißen, Schmieder, den Schweinehund besiegen! Der andere flüstert: absteigen, Schmieder, in den See springen und ein kühles Bier trinken!

Einen Kilometer vor dem Ziel ist es soweit: Ich habe den kleinen Bastard überholt. Es scheint ihn nicht zu stören, als ich stöhnend, schwitzend und jubelnd an ihm vorbeizische. Er pfeift ein Lied – ich glaube, es ist die Melodie der Fernsehserie Fraggles: „Lass die Sorgen Sorgen sein.“

Als ich nach 93 Minuten und vier Sekunden Fahrzeit im Ziel ankomme, sagt der Moderator: „Und hier kommt der erste Teilnehmer der Kurzstrecke. Die Piste für ungeübte und untrainierte Fahrer. Die meisten Teilnehmer sind Kinder und Senioren."

Wissen Sie was? Das ist mir egal! In Bayern gibt es einen Spruch: Man muss Siege feiern, wie sie fallen! Und das tue ich auch – im Wellness-Bereich meines Hotels. Gemeinsam mit meiner Frau, die ist die Strecke nämlich auch gefahren und ebenso stolz wie ich.

Die Radlerei wirft mich natürlich bei meinem Laufprojekt ein wenig zurück – macht aber gar nichts. Denn so habe ich ein neues ehrgeiziges Ziel: In den kommenden 20 Tagen 90,3 Kilometer laufen. Das sollte zu schaffen sein mit der Kondition, die ich mir nun im Höhentraining verschafft habe.

Zahlen:

	26. Woche
Projekt	Mountain-Bike
Gewicht	86 Kilo
Körperfett	17,7 %
BMI (kg/m²)	26,2
Lebensqualität	70 %
Mitmenschen	respektieren meine Leistung nicht

26. Woche

Tipp:
Radfahren in der Schweiz gehörte zu den schönsten Projekten. Ich kann auch ungeübten Radfahrern nur empfehlen, eine Woche lang in der Schweiz zu entspannen und tagsüber ein wenig Sport zu treiben. Zahlreiche Radprofis bieten Anfängerkurse an und kennen die schönsten Strecken in den Alpen.
Mehr Informationen: www.frischi.ch

Die Fred-Feuerstein-Diät

Barney Geröllheimer wäre stolz: Jürgen Schmieder hat beschlossen, sich zurückzuentwickeln und eine Woche lang zu leben wie in der Steinzeit. Darauf ein Yabba-Dabba-Doooo!

Die Menschen in der Steinzeit waren einfach gestrickt: Morgens raus aus der Höhle, einmal frisch gegrunzt, den Knüppel poliert und los geht's. Auf der Jagd wurden dann Mammuts und anderes Getier erlegt, damit es abends Brontosaurier-Rippchen für die ganze Familie gibt. Figurprobleme gab es damals wohl nicht – und wenn, dann wurden sie unter einem Haufen Fell kaschiert.

Ich habe mir nach der Quälerei der vergangenen zwei Wochen (Laufen und Radfahren) gedacht: Nun muss wieder ein auf Essen basierendes Abnehmprojekt her. Die Idee dazu hatte unsere Bildredakteurin schon vor Wochen, als sie mich in der Kantine traf. Ich stand mit einem bayerischen Grillteller vor ihr. Sie sah zuerst auf den Teller, dann auf meinen Bauch und sagte: „Ist das die Steinzeit-Diät oder was?“

Ob Sie es glauben oder nicht: Die gibt es tatsächlich! Der Münchner Nicolai Worm gilt als bekanntester Vertreter. Das Prinzip besteht darin, ausschließlich Nahrungsmittel zu konsumieren, die auch in der Altsteinzeit verfügbar waren, also: Fleisch, Eier, Fleisch, Obst, Fleisch, Schalenfrüchte, Fleisch, Pilze und natürlich: Fleisch.

Als Carnivore kommt mir diese Diät gerade recht, außerdem sind Fred Feuerstein und ich nicht nur physiognomische, sondern auch Brüder im Geiste: faul, immer leicht gereizt und vor allem verfressen. Am Sonntag gibt es also Nackensteaks vom Schwein. Dazu rohe Pilze und ein bisschen Gemüse. Schmeckt prima, nur meine Frau kippt beinahe vom Stuhl, als ich ein fröhliches „Yabba-Dabba-Doooo“ vor dem Essen schmettere.

Fleisch mit Fleisch auf Fleisch

Das Programm nach dem Essen lautet – um mich auch sportlich zu betätigen – Bowlen wie Fred. Nur muss man heutzutage nicht mehr auf die Bowlingbahn, sondern einfach nur Nintendos Wii einschalten und den Controller in die Hand nehmen. Ich tipple wie Fred Feuerstein, nehme zwei Schritte Anlauf, wackle mit dem Hintern, schwinge den Arm nach vorne: Strike! Fred und Barney wären stolz auf mich gewesen, am Ende der Runde stehen 214 Pins auf meiner Punktekarte.

Stolz wären die beiden auch auf meinen Dienstags-Speiseplan gewesen. Morgens gibt es Rindfleisch, mittags ein Schweinesteak und abends das „Triple“ vom Burger-King-Triple-Whopper.

Ganz ehrlich: Rindfleisch auf nüchternen Magen zusammen mit einem Espresso hat auf den Kreislauf ungefähr dieselbe Wirkung, als würde man einen Autoreifen zuerst aufpumpen, dann aber mit Schneeketten versehen und Rost auf die Felgen schmieren. Mein Bauch ist aufgebläht, als käme ich gerade von einer Blinddarm-OP zurück, die endoskopisch durchgeführt wurde.

Das Schweinesteak am Mittag fällt in die Kategorie „Muss rein“. Wie gut, dass ich einen freien Tag habe und mich eine Stunde hinlegen kann. Sonst hält das kein Mensch aus. Wie konnten die Menschen damals nur nachmittags auf die Jagd gehen. Normal ist das nicht. Gottseidank kommt mein Fleisch vom nicht weit entfernten Bauernhof – müsste ich jagen, ich würde verhungern.

Am Abend geht es dann zum Fast-Food-Produzenten. Das Allwetterbrötchen und die Gurken lege ich auf die Seite, ich will nur die drei Lagen Fleisch pur. Die ersten beiden Stücke gehen ganz gut runter, beim dritten allerdings gibt es Probleme. Ich habe hier schon mal folgenden Satz über Zwieback geschrieben:

„Dieses Gefühl, wenn man sich ein komplettes Stück in den Mund schiebt und dann so lange kaut, bis sich ein breiartiger Knödel zwischen den Zähnen bildet, hat etwas eigenartig Entspannendes – etwa so, als würde man mit einem dieser Tischtennisschläger spielen, bei denen Ball und Schläger mit einer Schnur verbunden sind". Nun, dieser Satz gilt auch für das dritte Stück Triple-Burger-Fleisch.

„Haaaaaaaaanni!"

An Joggen ist da freilich nicht mehr zu denken, und so bleibt meine Laufstatistik in dieser Woche sehr bescheiden. Obwohl ich dazu etwas anmerken muss: Das System wertet nur Läufe, bei denen ich den Chip im Schuh trage. Tennis? Zählt nicht! Fußball? Zählt nicht! Mein Getippel beim Bowling? Zählt nicht! Nicht einmal das eine Mal am Mittwoch, als ich den Weg zur Kantine in den fünften Stock zu Fuß zurücklege, wird mir gutgeschrieben. So was Unfaires!

Aber es hilft nichts: Nach einer Woche Fleisch pur und wenig Sport kann der Gang auf die Waage nichts Gutes bedeuten. Ich sehe: 88 Kilo! Achtundachtzig! So viel habe ich seit sechs Wochen nicht mehr gewogen! Panik! Nur rufe ich nicht „Wiiiiiilma!", sondern „Haaaaaaaaaaaaanni!" Keine Frage: Meine Frau muss mir helfen. Sie hat sich für kommende Woche eine Spezial-Diät ausgedacht. Nur soviel: Es hat mit einem Buch von Gabi Schierz und Gabi Vallenthin zu tun ...

Zahlen:

	27. Woche
Projekt	Steinzeit-Diät
Gewicht	88 Kilo
Körperfett	18,5 %
BMI (kg/m²)	27
Lebensqualität	30 %
Mitmenschen	sind ab sofort Vegetarier

Tipp:
Die Steinzeit-Diät dürfte vor allem die Männer ansprechen. Eine Woche lang nur Fleisch mit Fleisch zu essen – was für ein Traum. Allerdings empfehle ich auch bei dieser Diät, sich vorher mit einem Arzt abzusprechen, da es durchaus zu Mangelerscheinungen kommen kann.
Ein Aufsatz über die Steinzeit-Diät:
http://www.westonaprice.org/traditional_diets/caveman_cuisine.html
Wissenschaftliche Analyse der Steinzeit-Diät:
http://www.dr-moosburger.at/pub/pub058.pdf

Die Sex-Diät

Fit fürs Bett mit der richtigen Ernährung und ausgesuchten Übungen – das versprechen zahlreiche Bücher und Internet-Seiten. Jürgen hat sie getestet.

Sollten Sie dieses Kapitel gleich als erstes in diesem Buch aufgeschlagen haben, weil im Titel das Wort „Sex“ vorkommt und Sie sich schlüpfrige Details aus meinem Privatleben und hilfreiche Tipps für Ihr Liebesleben erhoffen, kann ich Ihnen nur sagen: In diesem Kapitel geht es gar nicht um Sex, zumindest nicht direkt.

Freilich beinhalten 70 Prozent der Leserbriefe den Satz: „Sie müssen mehr Sex haben, dann purzeln die Pfunde!“ Manchmal sind auch Bilder an diese Mails angehängt, die ich brav lösche. Ein Leser hat mir gar die Geschichte des Pandabären Chuang Chuang erzählt, der nur noch Bambusblätter essen durfte, weil er zu dick war, um mit seiner Partnerin Lin Hui für Nachwuchs zu sorgen. Aber das gehört nun wirklich nicht hierher – auch nicht, dass allein das Öffnen eines BHs 18 Kalorien verbraucht.

Auf die Idee, mein Projekt mit dem Thema Sex zu verknüpfen, brachte mich meine Frau – rein beruflich selbstverständlich. Sie hat ein Buch mit dem Titel „Die Sex-Diät – Fit fürs Bett mit Low Fett 30“ auf den Schreibtisch bekommen. Daraufhin habe ich im Internet gesucht, ob es denn noch mehr Projekte dieser Art gibt. Tatsächlich: Eine Seite präsentiert „Bestform im Bett“ – sieben Übungen für jeden Mann. Okay, denke ich mir, kann man ja mal versuchen.

Für die erste Übung muss ich in die Liegestütze-Position. Allerdings liegen die Beine erhöht auf der Couch, die Hände bleiben auf dem Boden. Aus dieser Position soll ich so viele

Liegestütze machen, wie eben möglich sind. Nach 30 Wiederholungen komme ich nicht mehr nach oben. Das Problem: Bei normalen Liegestützen plumpst man auf den Bauch, in dieser Position jedoch putzt man zuerst mal mit dem Gesicht den Wohnzimmerboden. Angenehm ist das nicht.

Die zweite Übung muss ich zitieren: 1) Sie knien auf einem Teppich, die Kniegelenke im 90-Grad-Winkel, Ihre Arme hängen locker herab. Der Rücken ist gerade. 2) Beugen Sie sich mit durchgestrecktem Oberkörper einige Zentimeter nach hinten. Position zwei bis drei Sekunden lang halten, danach zurück. Vermeiden Sie es, die Hüfte nach vorne zu drücken. Wissen die Erfinder dieser Übung eigentlich, was die lieben Nachbarn denken, wenn man diese Übung vor dem offenem Balkonfenster macht?

Es müssen leichtere Übungen her. Die finde ich auf einer anderen Homepage: Ich soll laufen gehen, um die allgemeine Kondition zu steigern. Gut, ich laufe an fünf Tagen in dieser Woche und schaffe insgesamt 30 Kilometer. Nach dem Joggen soll ich kein Krafttraining machen, sondern Beweglichkeits- und Dehnübungen. Ich liege auf dem Rücken, die Beine stehen angewinkelt auf dem Boden. Dann ziehe ich das linke Knie zur Brust und führe es über den Oberkörper nach rechts. Tatsächlich: Der Rücken entspannt sich, die Muskeln am Hintern werden gedehnt, die Oberschenkel fühlen sich grandios an.

Vitamin D für das Sexualhormon

Danach surfe ich weiter im Internet und finde eine Seite, die sich mit der Ernährung während einer Sex-Diät beschäftigt. Eine Avocado soll ich essen, dazu Spinat, Broccoli und vor allem Ingwer. Kurze Zwischenfrage: Die Sex-Diät hat ein Vegetarier erfunden, oder? Aber egal: Ich esse Spinat, ein Brot mit Avocado-Creme und kaue eine Ingwer-Wurzel. Dieses Frühstück schmeckt, als wäre ich in den Kräutergarten meiner Mutter gefallen. Dafür ist der zweite Gang eher nach meinem Geschmack: Eier, Fisch und Milchprodukte. Schmeckt prima – und außerdem enthalten diese Produkte das Sonnenschein-Vitamin D, das wichtig für die Produktion von Sexualhormonen ist.

Nach einer Woche voller Gemüse und skurriler Übungen muss ich auf die Waage: 87 Kilo. Aber nur noch 16 % Körperfett. Ich bin begeistert. Und als gestern Abend meine Frau und ich ... Halt! Darüber wollten wir ja nicht sprechen.

Nach so viel Nicht-Diskussion über Sex sollte nun mal wieder eine ernsthafte Debatte geführt werden – und zwar zum Thema „Warum ist dünn sein out?"

Zahlen:

	28. Woche
Projekt	Sex-Diät
Gewicht	87 Kilo
Körperfett	16 %
BMI (kg/m²)	26,5
Lebensqualität	80 %
Mitmenschen	wollen das auch probieren

Tipp:

Es hat Spaß gemacht, das Buch zu lesen. Die darin enthaltenen Anwendungen waren jedoch weniger hilfreich. Auch das Versprechen, dass man durch gute Ernährung besseren Sex hat, hat sich nicht bewahrheitet – zumindest nicht nach einer Woche. BuchTipp: Gabi Schierz und Gabi Vallenthin: Die Sex-Diät. Fit fürs Bett mit LowFett 30

8. Monat (August)

Fitness-Gurus und
Mathe-Genies:
keine wirkliche Hilfe.

Dünn sein ist out!

Nach sieben Monaten hat der Autor festgestellt, dass Diät mehr bedeutet als nur Gewichtsverlust. Abnehmen bedeutet Lifestyle, Kameradschaft – und Sucht.

Als Teenager war die Sache einfach: Ich musste nur das richtige T-Shirt anziehen, um akzeptiert zu werden. Ein Hemd mit der Aufschrift „I like Techno ...unplugged" identifizierte den Träger als Rockfan und damit als coolen Typen. Kleidung war ein Statement, ein Ausdruck eines Lebensgefühls.

Zehn Jahre später hat sich vieles verändert. Wie kommuniziert ein End-Zwanziger sein Bedürfnis nach Freundschaft? Wie findet er Gleichgesinnte? Ein T-Shirt, auf dem die magischen Nummern der Fernsehserie „Lost" abgebildet sind, versteht kaum jemand, Fan-Trikots von Fußballvereinen sind aus Gründen der Objektivität nicht gern gesehen. Freilich könnte er in diversen sozialen Internet-Netzwerken eine Anzeige aufgeben und hoffen, dass sich ähnlich denkende Menschen melden.

Vergangene Woche war ich mit meiner Frau in der Münchner Innenstadt Abendessen. Ich wollte mir das Angebot „Spare Ribs – all you can eat" bestellen, als ich zufällig zwei Frauen am Nebentisch sprechen höre. „Nur die kleine Salatplatte – ich bin seit zwei Wochen auf Low-Carb", sagt eine. Die andere kontert: „Ich hab' mich dem Eiweiß verschrieben – deshalb ein Steak ohne Beilage. Mein BMI ist schon einen Punkt runter."

Da musste ich mich einmischen, weil ich mitreden konnte und überdachte meine Menü-Planung: „Gnädige Frau, ich bin grad voll auf Steinzeit – deshalb esse ich auch nur ein Steak."

Die Reaktion der beiden Damen erstaunte mich. Statt eines abweisenden Blickes erntete ich Verständnis, ja Zuspruch. „Steinzeit kenne ich, hat bei mir nichts gebracht“, sagte die eine. „Schmecken tut’s auch nicht“, ergänzte die andere. Und beide fast gleichzeitig: „Aber viel Glück dabei.“ Ich bin mir sicher: Wäre ich nicht seit exakt einem Jahr glücklichst verheiratet, hätte ich das Gespräch als Flirt-Erfolg verbucht.

Dünn ist out

Nach 28 Wochen „Mein Bauch gehört mir“ erkenne ich: Diät ist nicht nur ein Weg, um Pfunde zu verlieren, gesünder zu leben und besser auszusehen. Diät ist die Kontaktbörse des neuen Jahrtausends! Es geht gar nicht ums dünn Sein. Soll ich Ihnen was sagen: Dünn ist out! Vier Kilo zuviel ist die Basis für den neuen Trend. Damit wir uns nicht falsch verstehen: Vier Kilo zuviel allein reichen nicht. Sie müssen eine Verbindung mit einer Diät oder einem Fitnessplan eingehen. Wer heutzutage cool sein will, muss permanent auf Diät leben, aber stets ein wenig zu viel auf den Rippen haben. Das macht sympathisch, zeigt dennoch Ehrgeiz. Diät ohne Abnehmen – das ist es.

Eigentlich wollte ich in dieser Woche die No-Sports-Diät testen und beweisen, dass ich durchaus abnehmen kann ohne einen Finger krumm zu machen. Aber seit der eben beschriebenen Erfahrung beim Essen muss ich erst herausfinden, ob meine Theorie wirklich stimmt.

Am Montag in der Kantine gibt es Schweineschnitzel mit Pommes. Ich bitte die Bedienung: „Könnte ich bitte ein kleines Stück bekommen, ich bin auf Diät.“ Ihre Antwort: „Ja Mensch, das würde mir auch guttun. Ein paar Pfunde weniger. Sie haben ja schon abgenommen, ich hab’ das bemerkt. Aber bei mir ... Können Sie mir nicht einen Tipp geben ... Und überhaupt ... Das ist ungesund, probieren Sie lieber ...“ Fünf Minuten später habe ich ein kaltes Schnitzel auf dem Teller und eine Freundin in der Kantine.

Am Dienstag gehe ich zum Laufen in den Ostpark. Ich schleppe mich um den See herum und quäle mich auch noch den Hügel hinauf. Oben angekommen will ich erst einmal nach Luft schnappen und meine Muskeln dehnen. Da klopft mir schon jemand auf die Schulter: „Das haut rein, oder?" Hinter mir steht ein Mann Mitte 40, den ich noch nie in meinem Leben gesehen habe. Wir sind sofort die besten Freunde. „Ja, ganz schön anstrengend", sage ich. Er: „Kein Problem, das packst Du, mein Freund. Bis morgen!" Morgen? Ich hatte geplant, diesen Berg nie mehr zu laufen. Aber gut, was macht man nicht alles für einen guten Kumpel. Ich laufe am nächsten Tag hoch, mein neuer Freund ist schon da, begrüßt mich kurz und läuft weiter.

Am nächsten Tag kann ich nicht laufen, weil ich abends zu Hause arbeiten muss. Ich darf nicht raus. Ich gebe es ja nicht gerne zu, aber eigentlich wollte ich unbedingt laufen, meinen Freund auf dem Berg treffen, mit irgendjemandem über Diät und Fitness philosophieren.

Diät ist ein Teil meines Lebens geworden. Das schlechte Gewissen beim Nachtisch, das gute Gefühl nach dem Joggen, die Gespräche mit anderen Fastenden. Es geht nicht mehr ohne. Ich bin wahrhaft ein Diät-Junkie geworden. Ich brauche das „Projekt 15" genauso wie andere Menschen eine Zigarette oder Schokolade. Es ist mir auch gar nicht mehr so wichtig, ob ich abnehme, wie schnell es geht und wann ich endlich meinen Sixpack im Schwimmbad präsentieren kann. Es geht einzig um das Gefühl, etwas für sich selbst zu tun.

Wenn mich ab sofort jemand nach meinen Hobbies fragt, sage ich: Diät. Sicher ist nur, dass ich am Ende von „Mein Bauch gehört mir" eine Entziehungskur machen muss. Am besten mit einem T-Shirt, auf dem steht: „Bitte füttern – Diät-Junkie auf Entzug!"

Okay, ein bisschen dünner geht dann doch noch. Deshalb habe ich vor, mich dem Fitnessguru aller Fitnessgurus anzuvertrauen: David Kirsch.

Zahlen:

	29. Woche
Projekt	Diät-Sucht
Gewicht	87 Kilo
Körperfett	17 %
BMI (kg/m²)	26,5
Lebensqualität	50 %
Mitmenschen	denken, ich sei Topmodel-Gucker

Germany's Next Topdiet

Große Versprechen und braungebrannte Männer in der Midlife-Crisis: Auf der Flucht vor den Kilos geht Jürgen Schmieder durch das Fegefeuer der Diäten: Abnehmen mit David Kirsch.

Im Fernsehen gibt es ja eine Menge skurriler Gestalten. Früher kamen sie nach 23 Uhr in irgendwelchen Spartensendern hervor, dann aber im Rudel. Man mochte fast glauben, die Sender bedienten sich bei der Internetseite www.rent-a-dumpfbacke.de. Nun aber sind die Terroristen der Moderation auch ins Prime-Time-Programm vorgedrungen: zu „Germany's Next Topmodel".

Nein, es geht nicht um die Moderatorin Heidi Klum oder Sidekick Bruce Darnell – beide sind großartig und aus dem deutschen Comedy-TV nicht mehr wegzudenken. Es geht um David Kirsch, den Fitness-Guru, der in einer Folge der Show den Möchtegern-Models gezeigt hat, wie man sich fit hält. Da steht also ein Mensch mit Solarium-Dauerkarte und Jahresmitgliedschaft im Fitnesscenter und erteilt Lektionen im Jung- und Fitsein. Dabei hat er sich die Mundwinkel an den Ohren festgeklebt, damit jeder Mensch die gebleichten Beißerchen sehen kann.

Nichts gegen Herrn Kirsch – der Mann sieht für sein Alter (das sich auch nach gründlicher Recherche nicht herausfinden lässt) blendend aus und ruft laut seiner Lebensplanung erst mit 60 Jahren die Midlife-Crisis aus. Er hat aufgrund seines Erfolgs die Zeit, täglich zwei Stunden hart zu trainieren, sich danach Fitnessdrinks zu mixen und jeden Abend etwas zu essen, das sowohl schmeckt als auch dünn macht. Klar, dass er Models

Tipps geben kann, die von Berufs wegen die Zeit haben, täglich zwei Stunden hart zu trainieren, sich danach Fitnessdrinks zu mixen und jeden Abend etwas zu essen, das sowohl schmeckt als auch dünn macht. Deshalb gehören Heidi Klum, Linda Evangelista und Liv Tyler zu seinen Kunden.

In zehn Minuten schlank

Nach der Sendung will ich mich aufregen, dass Menschen wie David Kirsch anderen Menschen – mir etwa – die Lust an der Diät versauen. Wie soll ich mich als junger Moppel über ein verlorenes Pfund freuen, wenn im Fernsehen einer durchs Bild hoppelt, der einem vor Augen führt, dass noch viel mehr ginge? Ich habe nicht die Zeit, jeden Abend ins Studio zu laufen.

Aber David Kirsch versucht weiter, mich in seinen Bann zu ziehen: In der Zeitschrift Shape entdecke ich ein Kartenset mit der Aufschrift „In zehn Minuten schlank". Darunter steht ein braungebrannter David Kirsch in Tschaka-Position: die Arme zu zwei Becker-Fäusten angewinkelt, einen Fuß nach oben, die Mundwinkel habe ich weiter oben schon beschrieben ...

Die Ankündigung ist vielversprechend: „Vier knackige Workouts, die schlank machen und die jede Problemzone verschwinden lassen! Das Beste: Für jedes brauchen Sie nur zehn Minuten!" Wenn das klappt, höre ich sofort auf, jede Woche eine andere Diät zu machen.

Ich starte mit dem Workout für Bauch und Rücken. Die erste Übung heißt Superwoman. Auf dem Bild ist nicht David Kirsch, sondern seine nicht minder gebräunte und gestählte Kollegin zu sehen. Ich muss mich auf den Bauch legen, die Hände hinter den Kopf nehmen, die Füße sind ausgestreckt. Dann soll ich Kopf und Füße anheben und zehn Sekunden in der Luft halten. Ich schaukle hin und her, weil mein Bauch nicht so flach ist wie der von Kirschs Partnerin. Auf dem Spielplatz im Park könnte man die Wippe abbauen und stattdessen mich installieren.

Schwangerschaftsgymnastik für Anfänger

Egal, weiter zum nächsten Workout: Step & Twist heißt die Übung. Dafür muss ich einen Ball vor den Körper halten, dann einen Ausfallschritt nach vorne rechts machen und den Oberkörper nach links drehen. Das funktioniert prima, nur meine Frau guckt ein wenig irritiert, als sie mich, halb kniend und halb flehend, im Wohnzimmer entdeckt. „Sieht nach Heiratsantrag aus“, findet sie und freut sich, dass ich auch nach einem Jahr Ehe noch romantisch bin. Nur über den Ball, den ich ihr überreiche, wundert sie sich. Sie hätte eher etwas von Tiffany's erwartet.

Als weitere Übungen folgen der Taillen-Crunch, der Ball-Stütz und die Ball-Führung. Funktioniert prima, so stelle ich mir Schwangerschaftsgymnastik vor. Würde auch bestens zu meinem Bauch passen.

Im Laufe der Woche versuche ich auch die anderen Workout-Variationen: Ganzkörper, Arme & Schultern, Beine & Po. Um ehrlich zu sein, verläuft alles recht unspektakulär – außer, dass ich bei einigen Übungen zur Belustigung meiner Frau beitrage, weil ich einfach zu ungeschickt bin, sie umzusetzen.

Die Kurz-Diät von David Kirsch hat keine Erfolge gebracht, was vielleicht auch daran liegt, dass ich sie nur eine Woche durchgehalten habe. Vielleicht sollte ich mich mal an ein längerfristiges Projekt machen und die New-York-Diät probieren.

Danach melde ich mich auch für die männliche Staffel von „Germany's Next Topmodel“ an. Nicht um zu gewinnen. Sondern um Heidi Klum zu treffen.

Der Fitnessguru war nix, deshalb müssen nun die Algebra-Kenntnisse aus der zehnten Klasse weiterhelfen.

Zahlen:

	30. Woche
Projekt	Topmodel-Diät
Gewicht	87 Kilo
Körperfett	18 %
BMI (kg/m²)	26,5
Lebensqualität	60 %
Mitmenschen	finden David Kirsch klasse

Tipp:
David Kirsch gehört zu den erfolgreichsten Personal Trainern der Welt. Dass ich mit seinem Buch weniger Erfolg hatte, lag wohl eher daran, dass ich nur eine Woche Zeit hatte, die Thesen Kirschs zu testen. Längerfristig hat die Kirsch-Methode Erfolg, wie viele Einträge in Foren und Leserpost beweisen. Ich bin auch versucht, die New-York-Diät noch einmal zu versuchen.
BuchTipp: David Kirsch: Die Ultimative New York Diät, riva Verlag 2007
NetzTipp: http://davidkirsch.de/

Mit Mathe zum Traumgewicht

Da probiert man monatelang die hippsten Diäten aus, um dann festzustellen, dass einfache Mathematik den gleichen Erfolg bringt. Wer zählen kann, ist klar im Vorteil.

Einer meiner besten Freunde ist ein Mathematik-Genie. Er unterrichtet an einer renommierten amerikanischen Uni, während der Zeit als Zivildienstleistender zog er im Krankenwagen Wurzeln aus riesigen Zahlen wie etwa 2.357.879, weil ihm langweilig war. Ein Mensch wie er muss mir helfen können abzunehmen. Er muss mit einer Formel um die Ecke kommen, mit der ich ganz schnell fünf Kilo loswerde.

Der Anruf in Amerika allerdings verläuft ernüchternd. Er knallt mir Weisheiten um die Ohren, die nur Menschen mit einem Intelligenzquotienten von 130 aufwärts verstehen. Er redet etwas von Energiezufuhr und dessen Abbau, von Teilchen und Verbrauch, von Umfang relativ zur Größe relativ zur Muskelmasse. Am Ende des Telefonats dann ein Satz, den sogar ich verstehe: „Du musst mehr Energie verbrauchen als Du zu Dir nimmst!"

Gut, diesen Satz kann man wohl in jeder Diätzeitschrift in der Rubrik „Abnehm-Floskeln" nachlesen, aber aus seinem Mund klingt das viel plausibler. Er verweist noch auf eine Internetseite, auf der man seinen Tagesablauf eintragen und den Kalorienverbrauch errechnen lassen kann. Darauf soll ich meine Ernährung abstimmen und versuchen, unter dem Verbrauchswert zu bleiben.

Hört sich einfach an – ist es auch. Ich gebe mein Gewicht ein und der Computer sagt mir sofort, was ich minütlich verbrauche. Ich nehme exemplarisch den Dienstag, um meinen Kalorienverbrauch zu errechnen.

1) Also, von 0–7.30 Uhr schlafe ich, das sind laut Computer 160 verbrauchte Kalorien, in Gummibärchen gerechnet 50 Gramm.
2) Aufstehen und 30 Minuten für den Arbeitstag fertig machen: 66 Kalorien
3) 15 Minuten zur U-Bahn und in die Arbeit spazieren: 78 Kalorien (plus 27 Kalorien für die 15 Minuten, die ich in der U-Bahn sitze)
4) Meine Arbeit werte ich wohlwollend als leichte Tätigkeit, deshalb bekomme ich für die neun Stunden 1080 Kalorien gutgeschrieben.
5) Für den Heimweg gilt die gleiche Rechnung wie für den Hinweg: 78 Kalorien fürs Spazieren und 27 fürs Sitzen
6) Die zwei Stunden Fernsehen schaffen 208 Kalorien aufs Konto, die eineinhalb Stunden Fußball genau 1000 Kalorien.
7) Danach liege ich im Bett und streite mit meiner Frau, ob ich mir 208 oder nur 93 Kalorien für die Zeit kurz vor Mitternacht aufschreiben darf. Ersteres gilt für aktiven, das andere für passiven Sex.

Wenn ich das alles zusammenrechne, habe ich am Dienstag fast 3000 Kalorien verbraucht. Wow, das hätte ich nicht gedacht. Da kann ich beim Essen ja richtig zulangen. Ich rechne aus:

Zum Frühstück gab's zwei Tassen Kaffee und zwei Schokoladen-Muffins. Der Computer verrät, dass damit 350 Kalorien auf mein Konto wandern. Naja, die habe ich ja quasi im Schlaf verbraucht.

Mittags in der Kantine gab es gebackenen Camembert, dazu ein Spezi und als Nachtisch ein Twix. Das sind laut Ernährungsrechner 1530 Kalorien. Schluck. Huiuiui, ist das viel. Naja, ich habe ja genug verbraucht. Nachmittags gibt's Sandkuchen in der Redaktion, am Abend esse ich ein Sandwich und trinke – ganz im Sinne kalorienarmer Ernährung – nur noch Mineralwasser. Danach bekomme ich von meiner Frau noch ein Mini-Eis.

Gnadenloser Ernährungsrechner

Ich gebe alles in den Computer ein, der sagt mir: Mittagessen (1530 kcal) plus Snack (470 kcal) plus Abendessen und Mini-Eis (800 kcal), das macht insgesamt 2800 Kalorien. Dazu das Frühstück (350 kcal). Ach herrje! Spinn ich? Ich habe am Dienstag 3050 Kalorien zu mir genommen. Das gibt's doch gar nicht. Ich habe mehr gefressen als ich verbraucht habe, obwohl ich beim Sport war und mich, meiner Meinung nach, aktiv mit meiner Frau beschäftigt habe. Kann nicht sein.

Am nächsten Tag setze ich mich selbst auf Diät: Morgens gibt es nur Kaffee, mittags Spaghetti Bolognese, dazu Fruchtsaft. Nachmittags esse ich gar nichts und am Abend gibt es zwei Butterbrote. Ich schaue auf meine Bilanz: 820 Kalorien. Ich habe Hunger ohne Ende. Egal! Wer abnehmen will, muss seine Energiebilanz auf Vordermann bringen.

Da ich am Mittwoch nicht in der Arbeit war, sieht meine Verbrauchsseite so aus: 14 Stunden Schlaf ergeben 325 Kalorien. Zehn Stunden Herumliegen, Fernsehen und ein bisschen in der Wohnung Herumwerkeln verbraucht 780 Kalorien. Macht insgesamt 1100 Kalorien. Juhu! Ohne Anstrengung habe ich mehr verbraucht als zu mir genommen. Dafür musste ich nachts aufstehen und einen Pudding essen – 400 Kalorien. Aaaaaaaah!

Ich stelle fest: Kalorienzählen macht keinen Spaß und senkt die Motivation drastisch. Ich brauche wieder eine Diät, an der ich mir die Zähne ausbeißen kann. Oder bei der ich mich ausruhen kann. Am besten „Schlank im Schlaf" – ich habe da ein Buch entdeckt, das ich mal ausprobieren will.

Ach ja: Ich habe meinen Mathematik-Kumpel angerufen und ihm gesagt, dass sein Tipp absoluter Mist war. Er gab mir darauf keine Antwort, sondern sagte nur: „1535,539“. Das ist die Wurzel aus 2.357.879. Hat er während meiner Schimpftirade ausgerechnet, weil ihm langweilig war.

Zahlen:

	31. Woche
Projekt	Kalorien zählen
Gewicht	87 Kilo
Körperfett	17 %
BMI (kg/m²)	26,5
Lebensqualität	80 %
Mitmenschen	zählen eifrig mit

Tipp:
Natürlich ist das Zählen von Kalorien eine der einfachsten Varianten – so denkt man. Ich persönlich war jedoch stets versucht, die eine oder andere Süßigkeit nicht mitzuzählen. An manchen Tage habe ich auch einfach vergessen, wieviel ich gegessen habe oder ich wusste nicht, wieviel Fett das Steak in der Kantine enthält. Im Internet gibt es zahlreiche Portale, auf denen man sein Essen eingeben kann und die Kalorien automatisch errechnet werden. Das erleichtert die ansonsten mühsame Rechnerei. Netztipp: http://www.bleibfit.at/kalorientabelle-naehrwerte.phtml

Es ist zum Verzweifeln

Es gibt nur eine Möglichkeit, beim Abnehmen nicht zu verzweifeln: Man muss allen Menschen aus dem Weg gehen, die essen. Das kann jedoch eine recht einsame Zeit werden.

Sagen wir es, wie es ist: Wer öffentlich abnimmt, ist nie allein. Kollegen sehen einen in der Kantine schief an, nur weil man sich ein Schnitzel mit Pommes bestellt und sich an der Kasse auch noch zwei Tüten Mayonnaise mitnimmt. Freunde tippen einem beim Fußball auf den Bauch und behaupten, ich hätte immer noch den Wendekreis eines Mercedes Sprinter. Einsam war ich schon lange nicht mehr.

Auf der anderen Seite bin ich auch frustriert. Nun versuche ich seit fast 30 Wochen, 15 Kilo zu verlieren. Elf Mal habe ich weniger gegessen oder meine Ernährung umgestellt. Genauso oft habe ich mich sportlich versucht. Sechs Mal gab es eine verrückte Idee, die nichts mit Essen oder Sport zu tun hatte. Ich habe mir Mühe gegeben, habe gelitten, habe mich gefreut. Und das Resultat sind neun Kilo. In 30 Wochen. Habe ich kürzlich geschrieben, dass ich süchtig nach Diäten sei und es mir gar nicht mehr darum gehe, dass ich Pfunde verliere? Das war Quatsch. Ich habe meine Meinung geändert. Und zwar gewaltig. Ich will endlich dünn sein!

Die Einsicht kam mir in der vergangenen Woche, als ein paar Freunde von mir ins Schwimmbad gehen wollten. Als ich meinen Weißwurst-Körper im Spiegel betrachtete, stellte ich fest, dass ich nur in einem Umstands-Badeanzug mitgehen würde. Alles andere wäre peinlich gewesen. Die hätten sich gar nicht mehr eingekriegt vor Lästern. Und natürlich sofort getuschelt, wenn ich mir ein Eis geholt hätte.

Einsame Internet-Freunde

Ja, Menschen können grausam sein. Also habe ich in dieser Woche beschlossen, zum Einsiedler zu werden. Wann immer es möglich war, habe ich allein gegessen. Ohne Kommentare. Ohne gute Ratschläge. Es gibt sogar eine Webseite, die sich mit dem Thema „Alleine abnehmen" beschäftigt. Das muss man sich auf der Zunge zergehen lassen: eine Gruppe, in der jeder allein abnehmen will. Aber egal, ein Versuch schadet nicht.

Ich bin morgens eher aufgestanden, um ohne meine Frau einen Kaffee trinken und mein Müsli essen zu können. Ohne ansehen zu müssen, wie sie sich einen leckeren Nutella-Toast schmiert. Sie kann es sich ja leisten. Oder noch schlimmer: Ihr dabei zusehen müssen, wie sie es schafft, ohne Frühstück aus dem Haus zu gehen und dennoch gut gelaunt zu sein. Da will ich gleich wieder ins Bett. So geht es auch einem meiner neuen Internet-Freunde. Er schreibt: „Nach einem gemeinsamen Frühstück mit meiner schlanken Frau will ich entweder sie oder mich umbringen." Nun, ganz so weit ist es bei mir nicht.

Mittags habe ich den Kollegen erzählt, ich müsste zu einem Essen mit einem anderen Kollegen. Und bin allein in die Kantine. Ich wollte ihnen nicht dabei zusehen, wie sie ihre Spanferkel mit zwei Knödeln, die Gyrosbratwurst mit Sauerkraut oder das Seelachsfilet mit Buttersoße essen. Und dann auch noch Schokopudding als Nachtisch mitnehmen, während ich am Salat nage. Auch hier gibt es einen schönen Eintrag im Allein-Essen-Forum: „Wenn ich meine Kollegen sehe, wie sie ihr fettes Essen in ihre Münder stopfen, könnte ich heulen, wenn ich auf mein trauriges Salatblatt blicke." Hm, so weit ist es bei mir auch.

Nun ist aber ein Alleingang in die Kantine gleichbedeutend mit Klatsch. Was hat er denn angestellt, dass keiner mit ihm essen will? Ist er sauer auf irgendjemanden? Stinkt er? Um dem gleich mal vorzubeugen: Nein, ich habe nichts angestellt! Nichts, wovon ich wüsste oder zugeben würde. Und sauer bin ich auch nicht. Ich habe einfach versucht, meine Diät in dieser Woche durchzuziehen.

Das ist gar nicht so einfach. In der Kantine fragte eine Kollegin: „Darf ich mich zu Dir setzen?“ Ich: „Nö, in dieser Woche nicht.“ Sie sah mich an, als hätte ich ihr vorgeschlagen, einen meiner Zehennägel zu essen. Ich glaube, sie spricht seitdem nicht mehr mit mir. Als ich das als Eintrag in das Forum gepostet habe, kamen zustimmende und aufmunternde Antworten.

Urlaub vom Chef

Ich bin sogar ausgewichen, als ein Kollege mir mit einem Snickers in der Hand auf dem Gang entgegen kam. Ich schrie: „Weg mit dem Essen.“ Ich glaube, er hat danach beim Chef gefragt, ob er mich nicht für zwei Wochen in Urlaub schicken könnte.

Abends habe ich mich verdrückt, als meine Frau Spaghetti gekocht hatte und sich an den Esstisch setzte. Ich ging ins Schlafzimmer, um einen Zwieback zu essen und nicht dabei zusehen zu müssen, wie sie die leckeren Nudeln verschlingt. Volle Konzentration darauf, weniger zu essen.

Um ehrlich zu sein: Die einzigen Orte, an denen ich ungestört allein essen kann und es niemanden kümmert, sind Fast-Food-Restaurants. ich bin allein mit mir und dem Triple-Whopper. Aber das ist natürlich kontraproduktiv und sorgt eher für mehr Pfunde.

Am Donnerstag Abend gab ich dann mein Einsiedler-Dasein auf und aß mit meiner Frau. Wir haben zusammen gekocht. Sie bereitete einen Salat, ich kümmerte mich um die Hauptspeise, sie backte leckere Muffins als Nachtisch. Alleine essen mag zwar für weniger Pfunde und lustige Einträge in Internet-Foren sorgen. Aber nach dieser Woche wurde mir klar: Lieber mit Kollegen lachen und meiner Frau beim Essen in die Augen sehen als zwei Kilo weniger auf den Rippen haben. Man muss eben doch Prioritäten setzen.

Die Einsamkeit war dann doch ein wenig zu einsam. Ich muss unter Leute – und zwar auf engstem Raum. Also werde ich mich ins Flugzeug setzen und dort auf Erleuchtung warten.

Zahlen:

	32. Woche
Projekt	Einsiedler-Diät
Gewicht	86,5 Kilo
Körperfett	17,4 %
BMI (kg/m²)	26,4
Lebensqualität	50 %
Mitmenschen	denken, ich werde langsam verrückt

9. Monat (September)

Wer will schon dünn sein?
Die zweite Krise.

(Un)heimlich angespannt

Über den Wolken hatte der Autor eine Erleuchtung. Wenn der Mensch keine Zeit hat, um fit zu werden, muss er eben jene Zeit nutzen, in der er eigentlich etwas anderes tun sollte.

Es war auf dem Flug von München nach Bremen. Ich wollte zum Bundesliga-Spiel zwischen Werder Bremen und Bayern München. Das Ergebnis des Spiels verschweigen wir an dieser Stelle lieber. Eine Stewardess führte gerade ihren „Druckabfall in der Kabine"-Einakter auf, ihre Kollegin bereitete den Cordon-Bleu-Bausatz für die Zeit über Mitteldeutschland vor, die Menschen in der Business Class bekamen Sekt gereicht. Mir war langweilig, also focht ich mit meinem Sitznachbar einen Kampf um die Mittellehne aus – er verlief zu meinen Gunsten.

Nach dem Sieg nahm ich einige Zettel in die Hand, die im Vordersitz steckten. Dort waren noch einmal die Dinge nachzulesen, die ich bei einem Notfall beachten sollte, neben einem Interview mit Bruno Ganz auf dem Flug von Berlin nach Zürich gab es eine Rubrik „Fit im Flug". Auf lustigen Zeichnungen wurde erklärt, wie sich ein Passagier im Flugzeug fit halten könne, ohne seine Nachbarn zu stören.

Ich fand die Idee genial. Das Flugzeug war für mich der ideale Ort, um sich fitzuhalten. Ich durfte nicht telefonieren, ich konnte nicht fernsehen und im Internet surfen ging auch nicht. Also keine Gelegenheit, irgendwelche Ausreden zu finden. Außerdem bin ich während eines Fluges meist so gelangweilt, dass ich froh bin, etwas zu tun zu haben.

Also führte ich die Übungen durch. Ich zog die Zehen nach oben, um meine Waden zu kräftigen. Ich presste meine Arme gegeneinander zur Stärkung der Armmuskulatur. Die letzte Übung war das Anspannen der Pobacken. Das ganze Work-out dauerte fünfzehn Minuten. Ich fühlte mich danach tatsächlich entspannt und fit für den Tag (hätte ich geahnt, wie das Spiel endet, wäre ich lieber müde geblieben).

Ich überlegte mir, dass dieses Fitness-System im Flugzeug doch auch auf dem Boden funktionieren müsste. Ständig finde ich Ausreden, um keinen Sport treiben zu müssen. Nein, heute nicht, ich muss kochen. Ich muss mich ausruhen. Ich muss ein Fenster öffnen. Die Ausreden werden sogar für einen selbst unglaubwürdig.

Vom Flugzeug ins Büro

„So was gibt es doch schon lang", sagte eine Kollegin, als ich ihr meine geniale Idee präsentierte. „Jede Frauenzeitschrift gibt ständig Tipps heraus mit der Überschrift ‚Fit im Büro: Fünf kleine Übungen, die Sie während der Arbeit ausführen können.' Das ist wirklich keine neue Idee!" Okay, okay, ich habe vielleicht das Fitness-Rad nicht neu erfunden, aber ich bin immer noch überzeugt, dass dies ein guter Plan ist.

Also suchte ich mir einen Ort, an dem ich mich sowieso aufhielt: das Büro. Warum nicht dort die Übungen aus dem Flugzeug einmal täglich wiederholen? Oder gar dreimal? Das sollte doch leicht dafür sorgen, dass ich ein paar Pfunde verliere.

Am ersten Tag nahm ich mir die Pobacken-Übung vor. Ich presste zusammen, ließ locker, presste zusammen, ließ locker, presste zusammen, ließ locker. Nun ist mein Bürostuhl gerade so hoch, dass ich kaum über den Bildschirm sehen kann. Beim Anspannen sah ich jedesmal meinen Kollegen, der mir gegenübersitzt, beim Lockerlassen verschwand ich wieder hinter dem Bildschirm. Nach zwei Minuten sah er mich an und fragte:

„Gibt's was?" Da wurde mir klar, dass ich mir die Pobacken-Übung für später aufheben musste.

Ich nahm die Zehen-Übung. Zehen ran, Fuß ausstrecken. So oft es eben ging. Ich zog und zog und zog und spürte, wie sich bei der 20. Wiederholung ein Krampf anbahnte. In diesem schmerzhaftesten aller Momente klingelte das Telefon. Ich hob ab: „Es geht jetzt nicht, ich habe ein privates Problem hier." Ich will nicht wissen, was der Mensch am anderen Ende der Leitung über mich dachte.

Ich ging zur Bauchmuskel-Übung über. Die besteht darin, seine Bauchmuskeln anzuspannen, völlig unabhängig davon, wo man sich gerade befindet und was man gerade tut. Im Stehen, im Sitzen, im Gehen, immer werden andere Bauchmuskeln beansprucht und trainiert. Ich machte das Ganze im Sitzen. Ich presste, ließ los. Presste heftiger. Ließ los. Gab alles. Ließ los. Mein Kollege sah mir eine Weile zu, dann sagte er: „Wenn Du aufs Klo musst, dann geh' doch einfach."

Auf dem Weg zur Toilette spannte ich die Bauchmuskeln noch einmal an. Ich begegnete einer Kollegin, die sagte: „Gott, hast Du einen roten Kopf. Treibst Du hier Sport oder hast Du ein Solarium im Büro?" Lauter Scherzkekse in unserer Redaktion.

Ich musste erkennen, dass mein Büro einfach nicht der geeignete Ort für Fitness-Übungen ist. Es gibt für alles die richtige Zeit und den richtigen Ort. Und das ist nun einmal das Fitness-Studio. Das Schwimmbad. Oder der Sessel eines Flugzeugs. Wenigstens bin ich mir sicher, beim Kampf um die Mittellehne 100 Kalorien verbraucht zu haben. Und während des Bundesliga-Spiels auch noch einmal 300. Hat sich doch gelohnt, oder?

Zahlen:

	33. Woche
Projekt	Flugzeug-Diät
Gewicht	86 Kilo
Körperfett	17 %
BMI (kg/m²)	26,2
Lebensqualität	60 %
Mitmenschen	denken, ich hätte ein Solarium im Büro

Tipp:
Kleine Übungen zwischendurch sorgen tatsächlich für einen positiven Effekt. Es gibt diese Sprüche wie „Nimm' die Treppe statt den Aufzug" oder „Fahr mal mit dem Fahrrad zur Arbeit". Nicht darüber lachen . Ich habe einmal ausgerechnet, dass alleine durch diese einfachen Maßnahmen und ein paar Sit-Ups und Liegestütze zusätzlich, mehr als 300 Kalorien verbraucht werden und dazu noch die Muskeln und der Rücken gekräftigt werden.

Schlank im Schlaf

Wenn bei Paaren die Leidenschaft einschläft, müssen sie sich andere Betätigungsfelder im Bett suchen. Eine Möglichkeit: Abnehmen.

Es war am Mittwochabend: Meine Frau und ich aßen Spaghetti und sahen ein wenig fern. Es lief eine Werbesendung für Schokolade. Es wurden verschiedenfarbige quadratische Tafeln gezeigt, eine Stimme aus dem Off sagte: „365 Tafeln im Jahr – und das bis an Dein Lebensende." Ich wollte mich zu meiner Frau umdrehen, doch sie sah mich schon mit strahlenden Augen an und grinste.

Wäre es um Geld nach dem Motto „3000 Euro jeden Monat bis du stirbst" gegangen: keine Regung. Bei Schokolade jedoch: Aufregung pur. Bei manchen Paaren stirbt die Leidenschaft auch nach Jahren nicht – es muss einfach nur Schokolade im Spiel sein, dann klappt auch der Rest.

Meine Frau hat auch die Diät entdeckt, die ich in dieser Woche ausprobieren wollte. In einer Zeitschrift wurde das Buch „Schlank im Schlaf" der Herren Pape, Schwarz, Trunz-Carlisi und Gillesen besprochen. Die Rezension habe ich nicht gelesen, der Titel reichte mir. Schlank im Schlaf, das ist genau das richtige für einen faulen Sack wie mich. Sofort habe ich meinem Chef vorgeschlagen, dass ich in dieser Woche daheim bleiben und ausreichend schlafen müsse, um genügend abzunehmen. Er lehnte ab. Sollte ich dick bleiben, ist er schuld.

Am Anfang des Buches gibt es einen Test, bei dem ich bestimmen soll, welcher Esstyp ich bin: ein Ackerbauer oder ein Nomade. Der Ackerbauer ist ein Kohlenhydrate-Esser und verwendet Gemüse und Salat aus eigenem Anbau. Der Nomade ist ein Fleisch-Fresser, der Wildgemüse saisonal verwendet.

Der ackerbauernde Nomade

Ich machte also den Test: Verspüre ich nach dem Naschen schon nach kurzer Zeit wieder Heißhunger auf Süßes? Natürlich. Fühle ich mich kraftlos und schwindelig? Riiiichtig. Esse ich nur kleine Portionen? Ja, niemals nicht. Nach sieben Fragen ist klar: Ich bin ein ackerbauernder Nomade.

Ich führe noch den Gesundheitstest durch, der mir nach sieben Risikopunkten sagt, dass ich auf dem besten Weg bin, ein „kranker ackerbauernder Nomade" zu werden. Und das alles schon nach 30 Seiten. Toll... Und wann kommt endlich das mit dem „Schlank im Schlaf"?

Ah, da ist es ja: Auf Seite 36 steht etwas über ‚Abnehmen im Schlaf': „Der Winterschlaf des Bären lässt sich durchaus mit dem Nachtschlaf des Menschen vergleichen." Ein Satz, den meine Frau sofort unterschreiben würde. Endlich kommt das Buch mit vier Regeln rüber, wie man im Schlaf abnehmen kann:

1) Früh zu Abend essen. Ich frage meinen Chef, ob ich ab sofort um 16 Uhr heimgehen kann, um eher essen zu können. Er lehnt ab.
2) Abends eiweißreich und kohlenhydratefrei essen. Das schaffe ich.
3) Bewegung am Abend. Hey, ich wollte beim Schlafen abnehmen und nicht noch laufen oder Sport treiben!
4) Früh ins Bett. Wieder ein Satz, den meine Frau sofort unterschreibt.

Die nächsten 146 Seiten des Buches sind schnell erzählt: Es geht um die Bio-Uhr, den Glykämischen Index und den Insulin-Score. Dann gibt es das Thema „Abnehmen mit Genuss" – Es werden Rezepte für jeden Tag und jede Tageszeit aufgelistet und ein paar Dos und Don'ts aufgezählt. Etwa: Zeitung und Fernseher lenken vom Essen ab. Ganz klar: Die vier Autoren haben noch nie einer Frau zugeschaut, wie sie beim Fernsehen isst.

Dazu gibt es geeignete Sportübungen für den ackerbauernden Nomaden, die wichtigsten Ausdauersportarten und die Basics für das Home-Studio. Es ist ein ganz normales Diät-Buch. Ganze zwei Seiten setzen sich mit dem Thema „Abnehmen im Schlaf“ auseinander. Zwei Seiten. Ich bin unterwältigt. Und dabei beginnt das Buch mit einem meiner Lieblingssätze: „Essen macht schlank“. Und dann eine derartige Enttäuschung.

Ganz ehrlich? Bevor ich mich an dieses Buch halte, bewerbe ich mich mit meiner Frau lieber bei der Schokoladen-Firma und hoffe, dass ich einen lebenslangen Vorrat Schokolade bekomme. Die Pfunde werde ich auf eine andere Art wieder los.

Ich habe eingesehen: Die Hütchenspieler-Tricks bringen nichts, ich brauche ein knallhartes Workout. Deshalb habe ich mir den Tae-Bo-Erfinder Billy Blanks ins Wohnzimmer bestellt.

Zahlen:

	34. Woche
Projekt	Schlank im Schlaf
Gewicht	87 Kilo
Körperfett	14,4 %
BMI (kg/m²)	26,4
Lebensqualität	40 %
Mitmenschen	denken, ich will nur schlafen

Tipp:
Das Buch „Schlank im Schlaf" hat mit Abnehmen beim Schlummern so viel gemein wie ein Hund mit der Raumfahrt. Es handelt sich um ein ganz normales Diät-Buch. Auch wenn es verführerisch klingt: Allein durchs Schlafen wird wohl niemand abnehmen. Außer man macht es wie das Playboy-Model Kendra Wilkinson. Sie schlief drei Tage lang durch, weil sie der Meinung war, wenn sie schlafen würde, könne sie auch nichts essen.

„Auf die Knie, gib mir zwanzig!"

Als ehemaliger Zivi hat Jürgen Probleme, sich von einem fremden Menschen anschnauzen zu lassen. Wer Billy Blanks Boot Camp versucht, sollte hart im Nehmen sein.

Der Mann ist ein Phänomen: Die Oberfläche des Bauches könnte sich eine Schildkröte als Panzer umschnallen. Die Oberarme sieht man sonst nur bei amerikanischen Sprintern, sein Bein kann er höher in die Luft strecken als die meisten Menschen ihren Arm. Es geht um Fitnessguru Billy Blanks, den siebenfachen Karate-Weltmeister und Erfinder des Tae Bo.

Das Beeindruckende daran: Blanks ist 52 Jahre alt. Vor kurzem habe ich eine Fotografie meines Vaters gesehen, als er seinen 50. Geburtstag feierte. Ganz ehrlich? Mein Vater ist ein prima Kerl, aber sein Bauch auf dem Bild erinnert eher an einen Waschbär im Winterschlaf.

Deshalb habe ich in dieser Woche beschlossen, lieber auf Billy zu hören als auf meinen Vater. (Keine Sorge, Papa, geht nur ums Abnehmen und nicht um die Steuererklärung!) Ich habe mir vier DVDs des Godfather of Fitness besorgt: das „Basic Training Boot Camp" und die drei Aufbauprogramme „Ultimate Boot Camp", „Ab Boot Camp" und „Cardio Boot Camp". Zwei Gummibänder, die aussehen wie ein in der Mitte durchtrenntes Sprungseil, und ein Sieben-Tages-Plan waren gratis dabei.

Anders als Carmen Electra bei ihrer Strip-Aerobic-Diät wählt Billy Blanks einen Fitnessraum als Szenario. Man sieht

Cardio-Geräte, man glaubt Schweiß zu riechen. Hinter Billy stehen ein Dutzend Menschen, denen allein durch einen Blick auf die Bauchmuskulatur anzusehen ist, dass sie seit Wochen entweder in Billys Camp wohnen oder sich von einem Schönheitschirurgen ein Reibeisen haben einpflanzen lassen.

Der erste Gedanke: Hundsgemein

„Get a lil' warm-up going", sagt Billy. „To keep the blood running!" Dann stemmt er die Hände in die Lenden. Er macht eine Kniebeuge und reißt die Arme nach vorne. Er fordert auf – nein, er befiehlt – ihn zu imitieren und mitzuzählen. Laut. Bis acht. Ich stehe vor dem Fernseher und mache mit. Fünf. Sechs. Sieben. Acht.

„And one more time", brüllt Billy. Also gut. Nochmal. Fünf. Sechs. Sieben. Acht.

„And another one!" Billy lacht. Hundsgemein ist vielleicht nicht das richtige Wort, aber es ist das erste, was mir in den Sinn kommt.

Danach geht Billy in eine Position, die ich als „menschlicher Schrägstrich" bezeichnen würde. Er lehnt seinen Körper 30 Grad nach links und streckt die Arme nach oben. So steht er fünf Sekunden da, eher er „Pammmm!" schreit und dabei die Arme und ein Bein in seiner Körpermitte zusammenzieht. Weiß der Mann, dass ich ein schwaches Herz habe und ein Schock wie dieser mich drei Tage weniger leben lässt?

Danach gibt es noch klassische Fitness-Video-Übungen wie leichtes Tänzeln, Armkreisen und Liegestütze. Nach zehn Minuten macht es auf meinem Fußboden „Plitsch" – ein dicker Schweißtropfen fällt von meiner Stirn. Billy sagt lapidar: „Ok, warm-up is over." Billy nennt diese Sequenz „Aufwärmen", ich nenne es „total übertrieben".

Ich spüre ein Ziehen im Bein. In der Tiefe des Aduktoren-Raumes, irgendwo zwischen Schambein und hinterem Oberschenkel, baut sich ein Muskelkater auf. Danach kommen die

Bänder zum Einsatz: Ich schnalle mir das untere Ende um die Füße, oben gibt es zwei Griffe. Ich soll den Bizeps stärken. Dann den Trizeps. Dann den Quadrizeps. Und immer brüllt Billy herum, als würde es darum gehen, Marines auszubilden.

Ich erinnere mich, dass ich den Wehrdienst damals nicht aus Gewissensgründen verweigerte, sondern weil ich ein Problem damit hatte, von jemandem angebrüllt zu werden, während ich Liegestützen mache.

„Great work, Billy!"

Den Menschen hinter Billy scheint der Kasernenton zu gefallen. Sie zählen laut mit, johlen begeistert nach jeder Übung. Einmal schreit eine junge Dame: „Yeah, Billy, great work!" Ich japse in der Zwischenzeit nach Luft.

Ich muss zugeben: Nach einer Stunde bin ich so fertig wie damals, als ich das Mountain-Bike-Rennen in der Schweiz gefahren bin. Und da kommt auch schon der Hinweis von Billy, gar nicht daran zu denken, die Fortgeschrittenen-DVDs in den Player einzulegen, wenn das Basis-Training zu schwer ist.

Ich bin höchst zufrieden, die ersten 60 Minuten überstanden zu haben und merke, dass es was bringt. Nach der dritten Einheit fühlt sich mein Bauch straffer an und auch der Muskelkater tut nicht mehr so weh. Ich werde spürbar fitter – und das nach fünf Tagen.

Nächste Woche wage ich mich an das Programm für die Profis. Aber zuvor mache ich noch einen Test im Fitness-Studio: „Wie alt ist Ihr Körper?" Sollte dabei herauskommen, dass die Hülle meines Hirns älter ist als 35, muss ich mir tatsächlich Rat bei meinem Vater holen. Dann brauche ich eine anständige Rentenversicherung.

Zahlen:

	35. Woche
Projekt	Billy's Boot Camp
Gewicht	87 Kilo
Körperfett	14 %
BMI (kg/m²)	26,4
Lebensqualität	50 %
Mitmenschen	brüllen mich an!

Tipp:
Billy Blanks entwickelte unter anderem die Kampfsportart Tae Bo. Dass es bei mir mit den Videos nicht geklappt hat wie erhofft, liegt sicher an der kurzen Dauer. Als ich Tae Bo im Fitness-Studio versucht habe, purzelten die Pfunde und ich bekam gute Bauchmuskeln. Längerfristig kann man also getrost auf Billys Training vertrauen. Wichtig: Schaffen Sie Platz im Wohnzimmer, die Übungen sind teilweise sehr raumgreifend. Die Videos gibt es im Buchhandel und im Internet, einzelne Übungen werden auf der Internetseite www.billyblanks.com erläutert.

Ich bin zu alt für mein Gewicht

Ein Vitality-Check hat ergeben: Schmieder ist nicht nur zu schwer, sondern auch älter als er eigentlich sein dürfte. Was er jetzt braucht, sind starke Nerven und ein Jungbrunnen gegen den Verfall.

Es gibt ein lustiges Spiel für die Konsole Nintendo DS: Dr. Kawashimas Gehirnjogging. Es testet nicht nur die geistigen Fähigkeiten des Spielers. Eine Variante des Spiels kann sogar das Alter seines Gehirns bestimmen. Man muss rechnen, Farben bestimmen, sich Wörter merken. Am Ende spuckt der Computer das geistige Alter aus.

Nur am Rande: Vor einigen Monaten war mein Gehirn noch 43 Jahre alt, mit ein klein wenig Training (zugegeben, ich habe jeden Tag so lange gespielt, bis ich besser wurde) habe ich es auf 21 verjüngt.

Ich habe mir gedacht, dass es einen ähnlichen Test auch für die Hülle des Gehirns geben muss. Es muss doch eine Möglichkeit geben, das Alter meines Körpers zu bestimmen. Wie alt bin ich wirklich? Bin ich das sprühende Leben oder ein alter Sack? Eine Fitness-Maschine oder ein ausgelatschter Turnschuh? Klar, meine Zeit als aktiver Leistungssportler ist lange vorbei, aber ich muss doch mehr hinübergerettet haben als die Fähigkeit, bei Sport-Übertragungen als Verbal-Fußballer zu glänzen.

Da ich im Urlaub war, hatte ich Zeit, nach einer Möglichkeit zu suchen. Ich hatte sowieso vor, einen Körper-Kundendienst durchführen zu lassen: Rundum-Check beim Arzt, ein Deluxe-Besuch beim Friseur, Fußpflege, Gesichtsmaske (sollte jeder Mann mal probieren, das fühlt sich lustig an) und ein Besuch bei einem Personal Fitness Trainer. Meine Kollegen würden von einer Drittel-Life-Crisis sprechen, ich nenne es Serviceumfang B.

„Du bist eben ein Schrank!"

In einem Fitnessclub in meiner Nähe gibt es einen sogenannten Vitalitätscheck. Ein Trainer führt zwei Stunden lang verschiedene Tests durch und bestimmt die allgemeine Befindlichkeit – und nebenbei auch noch das Alter des Körpers. Ganz klar: Da musste ich hin. Beflügelt von der Erkenntnis, dass ich die hippste Frisur hatte, eine glatte Haut und die Versicherung des Arztes, kerngesund zu sein, gehe ich also los ins Fitness-Studio.

Dort warten schon René und Stephan, meine beiden Personal Trainer. Die klären mich erst einmal darüber auf, dass es verschiedene Sorten von Menschen gibt. Meine Körperstruktur lasse nicht gerade auf den geborenen Langstreckenläufer schließen. Ich sei eher ein Kraftsportler oder jemand, der in Sportarten glänzt, bei denen Schnellkraft gefragt ist. „Du bist eben ein Schrank", sagt Stephan.

Nun aber zum Test. Erstmal einen Fragebogen ausfüllen. Habe ich Krankheiten? Nein. Habe ich Allergien? Nein. Ist meine Leber in Ordnung? Ja. Das muss mir doch Punkte bringen. Stephan sieht nicht begeistert aus. Ich sehe schon: Er weiß, dass vor ihm ein Tier sitzt. Ein 28-Jähriger mit dem Körper eines 20-Jährigen!

Dann geht es auf die Waage. Gewicht, Körperfett und Wassergehalt werden überprüft. Moment mal, die Waage zeigt drei Kilo mehr an als meine Waage daheim. Ich will protestieren, aber Stephan lässt sich nicht erweichen. Auch nicht beim Körperfett und dem Wassergehalt. „Du trinkst nicht genug", sagt er. Ich will schon entgegenhalten, dass er mich mal am Samstagabend in meiner Lieblingskneipe sehen sollte, lasse es dann aber bleiben und den Blutdruck-Test über mich ergehen.

Danach muss ich auf ein Ergometer und einige Minuten strampeln. Anschließend liege ich ruhig da und lasse den Computer seine Arbeit machen. Später muss ich an einem Seil ziehen, so stark ich kann. Zuletzt der Beweglichkeitstest: Ich sitze mit gestreckten Beinen da und muss so weit wie möglich nach vorne greifen. Eine mögliche Metapher für das Ergebnis wäre: „Ich bin so beweglich wie Stahl". Doch das wäre eher eine Beleidigung für dieses edle Metall.

Die Auswertung dauert nur ein paar Minuten: Stephan druckt das Ergebnis aus und zeigt es mir. „Schockiert" ist noch nicht das richtige Wort, aber zumindest das erste, das mir in den Sinn kommt.

Da steht: Mein Körper ist 33 Jahre alt. Drei-und-dreißig. In meinem Pass steht: Ich bin 28. Mein Körper ist also fünf Jahre älter als ich. Ich bin ein alter Sack. Nun bekomme ich tatsächlich eine Drittel-Life-Crisis.

„Kein Problem", sagen René und Stephan. Sie deuten auf die Zahl am unteren Ende der Seite. Dort lese ich, dass es möglich ist, meinen Körper auf 23 Jahre zu verjüngen. Mit der richtigen Ernährung. Und einem Fitnessplan. Den stellen sie auch gleich für mich zusammen: Drei Mal pro Woche muss ich 50 Minuten Ausdauersport machen. Dazu ein paar Kraftübungen. „Aber nicht zuviel", sagt Stephan. Ich soll rudern, radfahren und auf einem Liege-Bergsteig-Tret-Mobil turnen.

Hochmotiviert von der Zusatzaufgabe, denn mein Körper muss nicht nur Kilos verlieren, sondern auch jünger werden, gibt es ab sofort nicht mehr nur „Projekt 15", sondern auch „Minus 10". Der Anfang: Mit Personal Trainer, Billy Blanks' Bauchmuskel-Camp und einem Trainingsplan geht es los. Schon nächste Woche werde ich von meiner wundersamen Verjüngung berichten. Ganz sicher.

Zahlen:

	36. Woche
Projekt	Jungbrunnen-Diät
Gewicht	86,5 Kilo
Körperfett	17,3 %
BMI (kg/m²)	26,4
Lebensqualität	30 %
Mitmenschen	denken, ich habe eine Krise

Tipp:
Den Vitality-Check kann man in fast jedem Fitness-Center durchführen lassen. Ich war zum Beispiel im Elixia Studio in Berg-am-Laim in München. Allerdings sollten Sie schon darauf achten, dass Ihnen nicht eingeredet wird, sie wären körperlich zehn Jahre älter, nur damit Sie das teure Fitness-Programm abonnieren. Informationen zum körperlichen Alter: www.anti-aging-center.de/

10. Monat (Oktober)

Sadisten auf dem Oktoberfest:
Es ist zum Durchdrehen

Sadisten in Turnschuhen

Was ist effizienter: Abnehmen mit einem Video-Coach oder mit einem Personal Trainer? Nach einer Woche gibt es einen klaren Sieger.

Eine Woche Urlaub hat immer so etwas Konjunktivisches: Man könnte endlich das Auto ummelden. Die Wohnung aufräumen. Das Schuhregal aufbauen, das noch immer Ikea-verpackt in der Ecke steht. Am Ende der Woche hat man erledigt: gar nichts.

Das liegt vor allem daran, dass der Hinterntreter fehlt: Der Arbeitsvorgesetzte muss einen im Urlaub in Ruhe lassen. Der Ehevorgesetzte geht selbst einem Beruf nach und ist tagsüber nicht zu Hause. Diese unverhoffte Freiheit schlägt meist in Faulheit um.

Um dem Dilemma des Auf-der-Couch-Verlotterns zu entgehen, habe ich mir in dieser Woche vorgenommen, zwei Chefs zu engagieren: einen virtuellen Coach und einen Personal Trainer. Billy Blanks kenne ich bereits, nun möchte ich mich an die Übungen für Fortgeschrittene heranmachen. Im Fitnessstudio dagegen warten René und Stephan, um einen Übungsplan für mich zurechtzulegen.

Beginnen wir mit meinem Freund Billy: Er ist auf den Videos wie immer gut gelaunt und hat eine Menge Anfeuerungsrufe bereit. Nur die Kleidung hat sich verändert: Statt Shorts und Muskelshirt trägt er jetzt eine militärische Kampfhose und ein hautenges Shirt in Tarnfarben. Fehlen noch zwei schwarze Striche unter den Augen und Billy könnte als „Platoon“-Statist durchgehen.

Es geht zu den Bauchmuskelübungen. Ich liege auf dem Rücken und wuchte – ohne Schwung natürlich – meinen Oberkörper nach oben. Acht Wiederholungen sind kein Problem, sechzehn gehen gerade noch, bei 24 spüre ich ein Ziehen oberhalb des Bauchnabels. Da sagt Billy seinen Lieblingssatz: „Okay, give me one more set." Nach weiteren acht Sit-ups hat sich das Ziehen auf die gesamte Bauchmuskulatur ausgeweitet.

Zeit für eine Pause. Denke ich mir. Zeit für die nächste Übung. Sagt Billy.

Ich liege auf der linken Seite und stütze mich mit dem rechten Arm ab. Dann muss ich meine Hüfte nach oben schieben. Wie immer, wenn ich kurz vor einem Krampf stehe, sagt Billy diesen schrecklichen Satz: „Give me one more set." So geht es zwanzig Minuten. Ich sitze oder liege und muss immer ein anderes Körperteil nach oben stemmen, um die Bauchmuskeln zu trainieren. Und am Ende immer dieser Satz. Nur einmal sagt er: „Wenn ihr müde werdet, scheut euch nicht, einen Schluck Wasser zu trinken und ein bisschen herumzulaufen."

Wie ein Zuschauer beim Münchner Marathon

Ich nehme Billy beim Wort und stehe auf. Ich trinke einen großen Schluck aus der Wasserflasche und gehe vor dem Fernseher auf und ab. Ich sehe den anderen beim Quälen zu, was einen beruhigenden Effekt hat. Als wäre man einer dieser Zuschauer beim Münchner Marathon, die sich an der Strecke einen Liegestuhl aufbauen und die Läufer mit einem Bier in der Hand und einer Zigarette im Mund anfeuern: „Hopp, Hopp, Hopp. Das geht doch schneller!"

Dann nutze ich die Macht der Fernbedienung und drehe Billy den Ton ab. Kein „Okay, give me one more set" mehr. Ich mache die Übungen nach, die Billy und seine Kollegen zeigen – aber ich höre auf, wann immer es mir passt. Sagen wir es so: Meist passt es mir im einstelligen Zählbereich. Manchmal bleibe ich auch liegen und relaxe, während die Menschen im Fernseher eine komische Verrenkung durchführen. Nach einer Stunde ist das Workout vorbei. Meine Nettozeit: 30 Minuten. Naja, immerhin.

Mit einem Personal Trainer läuft das ganz anders: Den kann ich nicht abstellen (versuchen Sie das mal!) und ich kann auch nicht einfach liegen bleiben, wenn er 20 Liegstütze fordert.

In der vergangenen Woche habe ich erzählt, wie Stephan und René mein körperliches Alter bestimmt haben. Zur Erinnerung: Ich bin 28, mein Körper jedoch 33. Auf dieser Grundlage haben die beiden ein spezielles Workout entwickelt – nur für mich.

Es geht los mit Fahrradfahren zum Aufwärmen. Das Gerät hat den Vorteil, dass ein Fernseher eingebaut ist und ich deshalb Bundesliga gucken kann. Die Spiele am Samstag sind so spannend, dass ich mich vier Minuten zu lange aufwärme. Naja, besser als umgekehrt.

Nach dem Dehnen gehe ich an die Geräte. „Nicht zu viel Muskeltraining“, mahnt Stephan. „Bei dir wächst ja schon was, wenn du Hanteln nur anschaust.“ Also gut. Ein bisschen Beinpresse, etwas für den Rücken, die Brust, die Schultern, den Bizeps und den Trizeps. Sagte Stephan etwas von „nicht zu viel“? Ich muss mich jedenfalls ganz schön anstrengen.

Danach geht es in einen Kurs für Bauch und Rücken. Mit dabei: drei junge Männer, zwei Frauen im besten Alter und vier junge Damen, die ohne weiteres als Models durchgehen könnten.

„Nur noch fünf Kurze!“

Die erste Übung sind einfache Sit-ups, die für mich zu einer unglaublichen Prüfung werden. Haben Sie schon einmal versucht, den Bauch gleichzeitig anzuspannen und einzuziehen? Ich kann Ihnen sagen ...

Stephan zählt bis 15. Dann noch einmal. Dann oben halten. „Und fünf kurze.“ Wenn mich meine Rechenkünste nicht im

Stich lassen, sind das mehr Sit-ups als bei Billy. Aber ich mache weiter. Schließlich will ich mich ja nicht blamieren. Vor Stephan. Vor den Jungs. Vor den Models. Ich halte durch. Jede Übung. 25 Minuten insgesamt.

Danach geht es zum Ausdauertraining. Ich lege mich auf den Stairmaster Crossrobic. Das Gerät sieht aus wie eine Banane mit Füßen. Ich liege und strample. Währenddessen stehen René und Stephan vor mir und unterhalten sich mit mir. Ich kann also nicht einfach aufhören, wenn ich keinen Spaß mehr habe. Ständig schwebt da der Damokles-Turnschuh über mir. Die beiden kontrollieren jede Bewegung, korrigieren meine Haltung und sorgen auch dafür, dass ich nicht vor den geforderten 15 Minuten absteige. Danach folgen weitere 15 Minuten Rudern und 20 Minuten Fahrradfahren. Insgesamt verbringe ich fast zwei Stunden im Fitnessstudio. Nettozeit: eine Stunde und fünfzig Minuten. Grandios.

Ich muss sagen, Billy Blanks ist gegen einen Personal Trainer chancenlos. Gegen zwei sowieso. Billy lohnt sich höchstens, wenn man wirklich keine Zeit hat, um ins Studio zu gehen. Oder eine Ausrede braucht, um die Wohnung nicht aufräumen zu müssen.

Einen klaren Vorteil allerdings hat Billy: Geht mir die Luft aus, drücke ich einfach auf die Fernbedienung, es macht „zzzzzz“ und weg ist er. Billy weiß das. Deshalb ist er freundlicher zu mir als René und Stephan. Diese Sadisten.

Zahlen:

	37. Woche
Projekt	Personal Coach
Gewicht	86,5 Kilo
Körperfett	17 %
BMI (kg/m²)	26,4
Lebensqualität	80 %
Mitmenschen	wollen auch einen Coach

Tipp:
Ein Personal Trainer ist auch eine Frage des Budgets. Da Einzelstunden sehr teuer sind, können Sie sich im Fitness-Studio auch nach Gruppentarifen informieren. Mit fünf Gleichgesinnten wird es erschwinglich, sich einen Personal Trainer zuzulegen. Wenn Sie ausreichend Übungen gezeigt bekommen haben, können Sie die auch alleine durchführen. Aber nicht vergessen:
Die wichtigste Aufgabe des Personal Trainers ist die Kontrolle. Eine Liste mit 400 Personal Trainern im Netz: http://www.personalfitness.de/

Die „Wiesn"-Diät

Abnehmen und dennoch Spaß auf dem Oktoberfest haben? Kein Problem – mit dem richtigen Programm. Schwierig wird's nur beim Auto-Scooter.

Es gibt Ereignisse, denen kann man sich nicht entziehen. Die WM 2006 war so ein Event: Selbst Fußball-Legastheniker hüpften als Deutschland-Fahne verkleidet beim Public Viewing herum. Wie gut, dass es eine Fußball-WM im eigenen Land nur alle 50 Jahre einmal gibt. In München ist das anders: Das Oktoberfest (das auf gut münchnerisch übrigens „Wiesn" heißt) findet in jedem Jahr statt.

Australier laufen als Bayern verkleidet durch München. Japaner laufen als Bayern verkleidet durch München. Bayern laufen als Bayern verkleidet durch München.

Ich kann gar nicht anders und muss mit, sonst gelte ich unter Kollegen und Freunden als Außenseiter. Als unser Produktmanager verkündete, dass er von Brauchtümern nichts hält, wurde ihm mit drei Tagen Kicker-Verbot gedroht. Der Homepage-Manager wurde verspottet, weil er in Jeans und T-Shirt im Bierzelt erschien und sich tatsächlich einredete, dass dieses Outfit in diesem Jahr in sei.

Eine Lederhose ist aber auch ein hundsgemeines Kleidungsstück. Ich stelli das Ding im Winter in die Ecke und hole es im September wieder raus. Ich quetsche meinen wieder etwas voluminöseren Körper hinein – undehnbar und knüppelhart bleibt die Krachlederne, gnadenlos und unbestechlich. Es spannt an Oberschenkeln und Hüfte, sie gibt keinen Millimeter nach.

Wenn ich also die Absicht habe, auch in dieser Woche Pfunde zu verlieren, dann muss ich mich den Gegebenheiten der „Wiesn" anpassen. Ich orientierte mich an meinem geschätzten Kollegen, der einen Fitness-Plan fürs Oktoberfest erstellt hatte.

Er schlägt zunächst das altbewährte Maßkrugstemmen vor. Ich halte mich daran und trainiere schon nachmittags um vier. Nur habe ich das Problem, dass ich ausschließlich mit der rechten Hand anhebe und deshalb einseitig werde. Wenn ich das bis zum Ende der „Wiesn“ so durchziehe, sehe ich aus wie der Speerwerfer Kermes in „Asterix erobert Rom“.

Also schnell weiter zum nächsten Programmpunkt: das Teufelsrad. Auf einer sich drehenden Metallscheibe sitzen mehrere Menschen und versuchen, sich so lange wie möglich oben zu halten. Bei meinem Körperschwerpunkt gehe ich eindeutig als Favorit ins Rennen, ich spüre die ängstlichen Blicke der Konkurrenz. Meine Kolleginnen sitzen am Rand und sehen zu.

Was soll ich sagen? Die Fliehkraft wirkt auf meinen Körper wie ein Taifun auf einen Tischtennisball. Ich purzle vom Rad wie ein nasser Sack, und da Abrollen nicht zu meinen Stärken gehört, kullere ich wie eine Murmel gegen die Wand. Okay, ich muss mir etwas suchen, das eher meinem Körperprofil entspricht.

Es geht zum Auto-Scooter. Das macht nicht nur Spaß, sondern hat auch noch den Vorteil, dass man Kollegen mal richtig anstubsen kann.

Aber, eine Frage an die Betreiber: Baut Ihr die Scooter nur für Kinder und Zwerge oder warum passe ich da nicht rein?

Es war nämlich so: Ich sitze neben meiner lieben Kollegin aus dem München-Ressort, die so fährt, als gäbe es einen Preis für die wildesten Karambolagen. „Du siehst einfach nicht, aus welcher Richtung der Wumms kommt“, sagt sie unschuldig und lacht dabei. Mein Knie wird in den Tagen darauf sämtliche Farben des Regenbogens angenommen haben.

Da wir über meine Leistungen bei „Hau den Lukas“ und Fingerhakeln den Mantel des Schweigens decken, geht es zurück ins Bierzelt. Dort stehen die Kollegen schon auf den Bierbänken und tanzen zur Blasmusik. Das ist doch prima:

Bewegung und Geselligkeit. Nach einem „Prosit der Gemütlichkeit" stelle ich mich dazu und tanze mit.

Eine halbe Stunde später schwitze ich wie Ritter Ozelot in seiner Rüstung, ich bin fix und fertig. Dazu ist mein Gleichgewichtssinn nicht unbedingt so ausgeprägt, um meinen Tanzstil auf der Bierbank als elegant bezeichnen zu können. Den Kollegen fallen eher Begriffe wie „hüftsteif" oder „golemhaft" ein.

Ich brauche Nahrung. Ich bestelle mir eine Maß, ein halbes Hendl und eine Oktoberfestbrezn. Kumulierte Kalorienzahl: 1500. Man müsste eineinhalb Stunden den Lukas hauen und 413 Mal vom Teufelsrad fallen, um das wieder hereinzuholen.

Als ich mich auf die Waage stelle, habe ich dennoch ein halbes Kilo verloren, dazu noch einen Prozentpunkt beim Körperfett. Es stimmt also doch: Irgendwie hat die „Wiesn" magische Kräfte.

Zahlen:

	38. Woche
Projekt	„Wiesn"-Diät
Gewicht	86 Kilo
Körperfett	16 %
BMI (kg/m²)	26,2
Lebensqualität	90 %
Mitmenschen	wollen nochmal ins Bierzelt

Tipp:
Die „Wiesn"-Diät kann sehr effektiv sein – wenn man nicht nur im Bierzelt sitzt. Es gibt tatsächlich Übungen, mit denen man abnehmen kann. Den Plan für das Oktoberfest 2008 finden Sie hier: www.oktoberfest.de

Wie ein Stein im Wasser

Was auf dem Land nicht funktioniert, kann man im Wasser ausgleichen – denkt zumindest der Schmieder und mutiert zum Amphibium.

Während meiner Schulzeit war ich ein miserabler Schwimmer. Ich konnte mich zwar über Wasser halten, aber irgendwie kam ich nicht schnell vorwärts. Das wurde besonders dann tragisch, wenn ich mich in der Mitte des Beckens befand und bemerkte, dass mir die Kraft ausging. Einmal ging ich unter wie ein Stein und musste von einem Freund gerettet werden. Von da an erfand ich Ausreden, wenn auf dem Stundenplan Schwimmunterricht stand. Meine Top 5:

1) Chlor-Allergie
2) blutende Wunde am Finger (selbst zugefügt)
3) Bademütze vergessen und Haare nicht gewaschen
4) Treffen mit dem Direktor
5) Angst vor Wasser (ging echt durch)

Nun aber bin ich erwachsen und habe meine kindliche Aquaphobie überwunden. Ich schwimme nun besser, aber immer noch nicht so gern. Ich mag es einfach, wenn meine Beine auf dem Boden stehen und ich sie kontrollieren kann. Ob sich da psychologisch etwas analysieren lässt, weiß ich nicht. Falls ja, schicken Sie mir eine Mail.

Auf jeden Fall fiel mir auf, dass alle meine Versuche, 15 Kilo zu verlieren, nichts mit Wasser zu tun hatten. Ich war beim Hypnotiseur, trank ausschließlich Bier, machte die Henry-Maske-Diät. Aber ich war kein einziges Mal beim Schwimmen. Also beschloss ich, das zu ändern und für eine Woche zum Amphibium zu werden: tagsüber auf der Erde, abends im Wasser.

Wie praktisch, dass es bei mir im Fitnessstudio einen Pool gibt, in dem regelmäßig Kurse durchgeführt werden. Zunächst aber will ich alleine meine Bahnen ziehen. Wie der Fisch Dory im Film „Findet Nemo" habe ich mir das Motto „Einfach schwimmen, schwimmen, schwimmen" zugelegt und fange an. Das Becken ist ungefähr 20 Meter lang und ich möchte eine halbe Stunde lang schwimmen.

Ich habe mir einen Trick ausgedacht: Wenn ich nicht auf die Uhr schaue, vergeht die Zeit schneller. Stattdessen dachte ich mir Songs aus, die ich in meiner Vorstellung hören wollte, um mir die Zeit zu vertreiben. Das Problem war nur, dass ich die Länge der Songs kannte und im Wasser zu rechnen begann. „November Rain" plus „When September Ends" plus „Seven Nation Army" müssten ungefähr 15 Minuten ergeben. Ich warte kurz am Beckenrand und sehe auf die Uhr: zehn Minuten! Ich hatte vergessen, den Plattenspieler in meinem Gehirn auf 30 Umdrehungen pro Minute zu stellen. Egal, ich schwamm weiter und nahm es mit Fassung, wenn ich von Menschen überholt wurde, die doppelt so alt waren, wie ich. Für den kleinen Tritt entschuldige ich mich hiermit. War nicht so gemeint.

Am nächsten Abend versuche ich es mit dem Kurs Aqua-Tone. Das ist ganz nach meinem Geschmack: Ich muss nicht schwimmen, sondern stehe im Wasser und führe einfache Bewegungen aus, die den Körper formen sollen. Das passt ideal: Ich befinde mich nämlich gerade in der Definitionsphase.

Die Trainerin fordert uns auf, die Fäuste zu ballen und im Wasser zu boxen. Links, rechts, links, rechts. Das funktioniert prima, ich spüre auch, wie es an Schultern und Oberarmen zieht. Dann sagt sie: „Nun öffnen wir die Handflächen und erhöhen den Widerstand!" Nun zieht es nicht nur, sondern wird richtig schwer. An dieser Stelle möchte ich mich bei meiner Nachbarin links für den Schwall Wasser in ihrem Gesicht entschuldigen.

Es geht weiter: Wir stehen schultertief im Wasser, die Beine sind ein wenig angewinkelt. Wir nehmen die Arme ausgestreckt auf Schulterhöhe und bewegen sie leicht auf und ab. Eine wirklich harte Übung, die noch härter wird, als die Trainerin brüllt: „Und nun doppelte Geschwindigkeit." Ich bewege. Ich rudere. Ich schüttle und werde seitdem menschlicher Whirlpool genannt.

So geht es die ganze Woche: Schwimmen, Aqua-Tone, Aquarobics, Aqua-Jogging. Die Kurse machen Spaß und nebenbei lerne ich auch noch eine interessante Tatsache. Sollten meine Kinder mich jemals fragen: „Papa, kann man im Wasser eigentlich schwitzen?", dann werde ich ihnen antworten: „Ja, meine Lieben, man kann. Und wie!"

Am Ende der Woche der obligatorische Gang auf die Waage, verbunden mit großem Jubel: Ich habe 1,5 Kilo abgenommen. Dank Sport im Wasser. Sollte mein ehemaliger Sportlehrer diese Zeilen lesen, sei er hiermit herzlich gegrüßt.

Zahlen:

	39. Woche
Projekt	Wassersport
Gewicht	85 Kilo
Körperfett	16 %
BMI (kg/m²)	26,2
Lebensqualität	90 %
Mitmenschen	nennen mich „Waterman"

Tipp:
Wassersport gehört zu den effektivsten Trainingsmethoden, da der Widerstand des Wassers für ein optimales Ausdauertraining sorgt oder für eine schöne Definition der Muskulatur sorgt. Für Allergiker ist allerdings wichtig, sich ein Fitness-Studio oder ein Schwimmbad zu suchen, in dem kein oder nur wenig Chlor verwendet wird - Allergie verbunden mit Sport kann zu unschönen Szenen führen. Buchtipp: Thorsten Dargatz und Andrea Koch: Aqua-Fitness. Copress Verlag 1997

Vier Burger zum Traumgewicht

Es gibt nur zwei Arten, sich in den Vereinigten Staaten zu ernähren: kerngesund oder lebensgefährdend. Der Autor hat sich für letztere Variante entschieden.

In Amerika, so glaubt der Europäer zu wissen, gibt es nur zwei Sorten Menschen. Damit meint er nicht die Anhänger von Präsident George W. Bush und seine Gegner. Es geht um das Körpervolumen der Bewohner. Entweder – so das Vorurteil – sehen die Menschen aus wie gestrandete Wale oder sie betreiben einen exzessiven Körperkult. Deshalb wurde ich vor meiner Reise nach Seattle auch von Kollegen gewarnt: „Morgens American Breakfast mit Speck und Eiern, mittags ein Hot Dog und am Abend ein Double-Bacon-Cheeseburger mit Pommes – Du wirst fünf Kilo zunehmen." Wie immer aufmunternde Worte.

Ich hatte mich schon auf eine Gewichtszunahme eingestellt und stieg ohne Diätplan ins Flugzeug. Nun hat eine Reise an die Westküste der Vereinigten Staaten es so an sich, dass sich der Reisende der Zeitverschiebung ausgesetzt sieht – ein Umstand, der meinen Körper in einen Zustand permanenter Panik versetzt.

Als ich in Seattle ankam – im Flugzeug hatte ich zweimal den Cordon-Bleu-Bausatz und das Allwetter-Frühstück gegessen – war es 18.30 Uhr. Mein Gehirn signalisierte mir jedoch, dass es 3.30 Uhr sei und damit Zeit zum Schlafen. Mein Magen war ganz auf das Verdauen des Frühstücks eingestellt und teilte mir deutlich mit, dass es seiner Meinung nach höchstens 11 Uhr sein könnte. Ich war verwirrt, weshalb ich ein Bier trank und mich ins Bett legte.

Der Gladiatoren-Marathon

In der Nacht hatten sich mein Gehirn und mein Magen darauf geeinigt, mich um vier Uhr morgens zu wecken und nicht mehr einschlafen zu lassen. Um diese Uhrzeit läuft selbst im amerikanischen Fernsehen kein anständiges Programm, eine Tageszeitung ist auch noch nicht aufzutreiben. Da bleibt einem nichts anderes übrig, als in den hoteleigenen Fitnessraum zu schlurfen und sich auf das Fahrrad zu setzen.

Sagte ich Fahrrad? Das ist die größte Untertreibung seit Apples Ankündigung des iPod. Ich meine eher ein ultramodernes High-Tech-Tret-Gerät mit integriertem Fernseher und DVD-Player. Das bedeutet, ich kann Football gucken oder einen Film oder eine neue Fernsehserie, während ich mich abstrampele. Ich wähle den „American Gladiators"-Marathon und trete los.

Nach einer Stunde, um fünf Uhr morgens, kommen tatsächlich zwei andere Hotelgäste in den Raum. Sie stellen sich auf die Laufbänder, feuern sich gegenseitig an („I'm gonna f..k you up!") und laufen los. Nach einer Weile stelle ich fest, dass die beiden Geräte miteinander verbunden sind und die Jungs ein Rennen gegeneinander bestreiten. Nach etwa 40 Minuten springt einer vom Band und schreit: „Fünf Meilen in 38 Minuten. Ich war schneller als Du." Ich merke – immer noch auf dem Fahhrad sitzend – an, dass ich nur 17 Minuten benötigt habe.

Ein Einwand, den der Mann nicht gelten lässt. Sein von Zorn geprägter Blick lässt mich aufstehen und aufs Zimmer verschwinden. Gibt ja auch gleich Frühstück.

Das Morgenmahl verläuft dann so, wie es mir erzählt wurde. Es gibt einen riesigen Haufen Eier, verdeckt von Speck, der in soviel Fett herausgebraten wurde, dass man damit die komplette Schuhkollektion von Paris Hilton polieren könnte. Dazu gibt es Kartoffeln in Buttersoße und Weizentoast. Na gut, denke ich mir, ich habe ja schon Sport getrieben, da schadet ein herzhaftes Frühstück sicher nicht.

Die Theorie des schwarzen Lochs

Das Mittagessen dagegen wird zu einer heikleren Angelegenheit. Es gibt Steak mit Pommes in Knoblauch-Butter-Parmesan-Soße. Das wäre noch nicht schlimm, wäre da nicht der Nachtisch: ein Schokoladenkuchen von der Größe eines Tennisballs.

Es gibt die Theorie von schwarzen Löchern, die auf kleinem Raum unglaublich viel Masse vereinen und aufgrund ihrer Dichte die Raumzeit so krümmen können, dass von außen aus gesehen nichts in endlicher Zeit aus seiner inneren Region austreten kann. Ihre Existenz ist bis heute umstritten, ich bin mir jedoch sicher: Dieser Schokoladenkuchen kommt ihm sehr nahe. Er plumpst durch meine Speiseröhre direkt in den Magen und ich bin mir – fünf Tage später – sicher, dass er da noch irgendwo rumliegt.

Aber gut, ich gehe nachmittags durch Seattle joggen und hoffe, die zu mir genommenen Kalorien wieder ausgleichen zu können. Da die Stadt in punkto Straßensteigungen San Fransisco noch übertrifft, bekomme ich ein schönes Workout aus Bergauf-Lauf und Hinunter-Trab zustande.

Am Abend gibt es dann Cheeseburger im Hotel. Das Ding sieht nicht aus wie die labbrigen Einheitssemmeln, die man hierzulande beim Fast-Food-Laden bekommt, sondern ist ein Monster mit eingebauter Kauleisten-Sperre. Der Burger ist so groß, dass eine Kuh Mühe hätte, ihn ins Maul zu bekommen. Ich bezwinge ihn trotzdem und denke, dass der Burger sich zum Schokokuchen gesellt hat.

So geht es die ganze Woche: Morgens Frühsport aufgrund des Jetlags, tagsüber fressen wie Gott in Amerika und abends wieder Sport. Ist das gesund? Falls ja, bringe ich ein Buch heraus mit dem Titel „Die USA-Diät“.

Zurück in Deutschland gibt es die selben Umstellungsprobleme. Es ist 16 Uhr, mein Gehirn ist auf acht Uhr, mein Magen auf 23 Uhr. Nur dem Schokokuchen geht es prima.

Nach dem Amerika-Abenteuer ist jetzt Profi-Training angesagt. Und da ich mich nicht mit Mittelmaß zufrieden gebe, muss es der Trainingsplan der deutschen Nationalelf sein.

Zahlen:

	40. Woche
Projekt	USA-Diät
Gewicht	83,5 Kilo
Körperfett	17 %
BMI (kg/m²)	25
Lebensqualität	90 %
Mitmenschen	Wollen Schokokuchen essen

Tipp:
Auch wenn der Text es nur schwer erahnen lässt, es ist durchaus möglich sich in den Vereinigten Staaten auch sehr gesund zu ernähren. Es gibt zahlreiche Restaurants, die sich auf vitaminreiche Ernährung spezialisiert haben. Es gibt sogar einen „gesunden" Restaurantführer, den sich Amerika-Reisende unbedingt ansehen sollten. BuchTipp: Hope S. Warshaw: American Diabetes Association Guide to Healthy Restaurant Eating.

11. Monat (November)

Oliver Kahn
und ein Geheimtrick:
Geschafft! Endlich!

Fit wie Oli!

Sich eine Woche ernähren wie ein Fußballprofi wäre vor zehn Jahren einem Leberschaden gleichgekommen. Heutzutage werden sieben Tage zur Herausforderung, vor allem wenn es Straftraining gibt.

Auf mir lastet ein Fluch. Ganz sicher. Ich war in dieser Saison viermal im Fußballstadion. Die Bilanz der Mannschaften, die ich favorisierte: null Punkte, 0:12 Tore. Trauriger Höhepunkt war das 0:3 der deutschen Nationalelf gegen Tschechien. Ich im Stadion, Block 317, ganz oben, die billigen Plätze. Neben mir der wahrscheinlich größte Fan aller Zeiten. Ich vor dem Spiel zu ihm: „Hey, ich ernähre mich in dieser Woche wie die Nationalspieler". Er zu mir nach dem Spiel, seine aufgemalte Fahne im Gesicht ist verschwischt: „Wunder dich nicht, wenn du dann so behäbig rumtrabst wie Frings und Metzelder."

In der Tat war das Timing für die Sommermärchen-Diät noch schlechter als die Leistung der deutschen Kicker gegen Tschechien. Da denkt man, die Mannschaft sei unter Jogi „Knut" Löw unschlagbarer als Roger Federer auf Rasen. Aber es hilft nichts. Null: null in Irland und null: drei gegen Tschechien. Ich sag's ja: Auf mir lastet ein Fluch.

Ich habe beschlossen, mich in dieser Woche zu ernähren wie ein Profifußballer. Früher habe ich selbst – äußerst mittelmäßig zwar, aber immerhin – gekickt und dachte am Anfang der Woche, ich wüsste alles über Fußballer, ihre Ernährung, ihr Trinkverhalten und ihren Tabakkonsum.

Als ich mich dann intensiver damit beschäftigte, stellte ich mit Erschrecken fest, dass Fußballer heutzutage so brav sind wie die Kinder von Ursula von der Leyen. Der Einzige, dem ich zutrauen würde, dass er sich an guten Abenden mal ein Bierchen gönnt und an sehr guten Abenden sogar eine Zigarette, ist Bernd Schneider. Bei den anderen ist ja zu befürchten, dass sie schon einen Zuckerschock bekommen, wenn sie die Nutella-Werbung drehen. Ich habe mir den Ernährungsplan der deutschen Nationalelf während der WM 2006 besorgt. Sachen stehen da drauf, man glaubt es kaum: Nudeln zum Frühstück, einen 1500 kcal Power-Riegel als Zwischenmahlzeit und Pizza zum Abendessen.

Natürlich wollte ich mich in dieser Woche auch fit halten, wie es Fußballprofis tun. Fithalten bedeutet natürlich auch: Sechsmal Training pro Woche, ein Spiel, Kraftraum, Schwimmhalle. Vorsorglich habe ich meiner Frau ein Wochenende in Wien versprochen, wenn sie in die Rolle der Physiotherapeutin und Masseurin schlüpft.

Der eingestellte Spielbetrieb

Der Vorteil meiner Woche war, dass das Spiel schon am Freitag stattfand. Mit der Firmenmannschaft ging es in der dritten Altherrenliga – soll ich mich eigentlich wundern, dass ich mit 28 Jahren da mitspiele? – um den Aufstieg. Auf Kunstrasen war der Gegner eine englische Auswahl. Ein harter Brocken, physisch stark und eiskalt.

Wir haben zwar locker gewonnen, doch nach dem Spiel gab es Kritik: „Der Schmieder hat den Spielbetrieb ja zwischenzeitlich eingestellt“, sagte einer. „Da läuft der Podolski mehr“, ein anderer. Beleidigungen freilich, aber damit muss man als Sieben-Tage-Profi-Kicker umgehen können. Mit einer Fußballer-Floskel verabschiede ich mich nach Hause zur Massage – aber die Therapeutin hat ihre Praxis schon geschlossen.

Am Wochenende dann knallhartes Programm: Samstag Fahrradfahren, danach Kraftraum, anschließend Schwimmen. Dazwischen gibt es Nudeln mit Tomatensoße, einen Energy-

Riegel und unglaublich viel Apfelschorle. Am Abend will ich mir – so kenne ich es aus dem Trainingslager meiner aktiven Zeit – ein Bier holen und eine Zigarette rauchen. Plötzlich ist die Physiotherapeutin hellwach und schickt mich alkohol- und nikotinlos ins Bett. Um drei Uhr morgens habe ich einen Krampf in der linken Wade.

Am Sonntag ist dann Fußballtraining mit Kumpels angesagt. Wieder echauffiert sich einer über meine angebliche Bewegungslegasthenie und Faulheit, ich kontere erneut mit einem Satz aus dem Floskel-Handbuch.

Montag und Dienstag bin ich – wie es sich für einen anständigen Stürmer gehört – krank und verletzt. Reha-Training also und wenig zu essen. Immerhin: Es gibt einmal Pizza, so will es der Plan. Dazu viel trinken und ausruhen. Hat geholfen, am Mittwoch bin ich topfit. Morgens geht es zum Laufen, abends zum Theorie-Unterricht bei der Nationalelf, der, wie schon erwähnt, nicht nur zu einer Lehrstunde für mich wurde. Zu essen gab es Hühnchen mit Reis. Schmeckt gar nicht schlecht, was die Kicker da vorgesetzt bekommen.

Am Donnerstag ist Abschlusstraining: Fahrradfahren, Krafttraining, Schwimmen. Ein bisschen Kicken mit den Kumpels. Alles prima. Ich bin fit für das Spiel am Montag, das zum Abschluss der Altherrenliga organisiert wurde. Das Hinspiel endete 3:3, also haben wir noch eine Rechnung offen.

Die schönste Trainingseinheit jedoch fand am Donnerstagabend statt. Meine Frau öffnete ihre Massagepraxis für mehr als eine Stunde. Ich bin mir sicher: Auf mir lastet kein Fluch mehr. Eher ein Segen. So ein Fußballprofi hat doch ein schönes Leben. Wenn er nicht gerade 0:3 verliert.

Am Freitagmorgen dann der Gang auf die Waage: Schon wieder ein Kilo weg. Ab sofort beginnt der Countdown. In zwei Wochen bin ich soweit. Dann ist „Projekt 15“ abgeschlossen. Ich habe nämlich noch eine Geheimwaffe im Ärmel.

Zahlen:

	41. Woche
Projekt	Nationalelf-Diät
Gewicht	82,5 Kilo
Körperfett	16 %
BMI (kg/m²)	24,7
Lebensqualität	100 %
Mitmenschen	rufen „Jüüüüüürgen“, wenn ich auftauche

Von Panik und Paranoia

Nur noch ein paar Pfunde und das Ziel ist erreicht. Grauenhaft, wenn man so kurz vor dem Ziel steht und einem die nackte Angst vor Essbarem im Nacken sitzt.

Jetzt, lieber Leser, habe ich mal eine Frage an Sie: Kennen Sie diesen Moment absoluter Panik, wenn Sie kurz davor sind, ein großes Ziel zu erreichen? Atemlosigkeit, Schweißausbrüche, Handwackeln? Nein? Dann lesen Sie etwas anderes! Sie führen anscheinend ein glückliches Leben und müssen nichts von den verrückten Ideen manisch-paranoider Menschen erfahren. Sie lesen weiter? Okay, letzte Warnung.

So, da die nervösen Hibbel nun unter sich sind, können wir frei sprechen. Sie gehören auch zu den Menschen, die vor dem Abitur nicht schlafen konnten und dann am Morgen drei Dosen Red Bull in sich reinschütten mussten, um während der Prüfung nicht einzuschlafen. Oder vor der Trauung in der Kirche eine Panikattacke bekamen, weil die Frau nicht pünktlich erschien – die Tatsache, dass sich der Trauzeuge mit dem Auto überschlagen hatte, interessierte da nur am Rande. Warum? Weil man kurz vor dem Ziel steht. Und einem die nackte Angst im Nacken sitzt.

So geht es mir in dieser Woche: Nur noch ein paar Pfunde und ich habe genug abgenommen, um mich wieder wohl zu fühlen. Um beim Fußball wieder bei den Shirtlosen spielen zu dürfen. Um Fotos für meine Enkel machen zu können, bei denen sie später einmal sagen: „Hey, Opa sah damals granatenstark aus und war ein wahnsinnig cooler Typ!" Um nie mehr von Kollegen hören zu müssen: „Wie kann ein Dickerchen wie du so eine hinreißende Frau bekommen?"

Nur leide ich jetzt unter Verfolgungswahn. In den vergangenen sieben Tagen war ich noch nervöser als damals vor dem Tanzkurs-Abschlussball. Das gipfelte in ziemlich unangenehmen Szenen – beruflich wie privat.

„Du bist nur untergroß!"

Dem Kollegen vom Produktmanagement versichere ich, dass er in der Hölle schmoren wird – nur weil er mir in der Mittagspause einen Schokoriegel anbietet. Nach dem Satz einer Kollegin „Du bist nicht mehr dick, nur untergroß" zuckt mein rechtes Auge. Ich bin sogar versucht, die Ideen aus dem Buch „Die Potenz-Diät" zu probieren, das mir der liebe Kollege aus dem Panorama-Ressort anbietet. Soll ja alles helfen.

Daheim verstecke ich Süßigkeiten, die ich gekauft habe. Ich schließe die Rollläden, um meinen Nachbarn nicht beim Essen zusehen zu müssen. Ich schlage die Einladung meiner Freunde aus, die Fernsehsendung „Das perfekte Dinner" nachzustellen. Mein Verfolgungswahn geht so weit, dass sich meine Frau nicht einmal mehr Gummibärchen zu naschen traut.

Ich war in dieser Woche fünfmal im Fitness-Studio. Persönlicher Rekord. Ich fuhr Fahrrad, während im Fernsehen Bundesliga lief. Ich wetzte auf dem Laufband, während die „Bill-Cosby-Show" auf dem Bildschirm erschien. Ich ruderte zu den „Tagesthemen". Ich pumpte meine Oberarme zu den Klängen von Mozart auf. Als Gwen Stefani gespielt wurde, war ich gerade bei den Bauchmuskel-Übungen.

Hinzu kam diese Angst vor dem Essen. Zwar ernährte ich mich weiterhin dreimal täglich, aber mit einem Gewissen, das sonst nur Menschen haben, die eine Bank ausgeraubt haben. Brad Pitt hat einmal gesagt: „Meine Diät besteht darin, dass ich alles esse. Der Unterschied ist, dass ich alles mit gutem

Gewissen esse." Brad Pitt ist ein Lügner. Kein Mensch kann mit gutem Gewissen schlemmen.

Wiegt Mineralwasser weniger?

Ich wache nachts auf und steige auf die Waage, um zu sehen, ob ich auch im Schlaf abnehmen kann. Kann ich nicht. Nach dem Fahrradfahren messe ich meinen Bauchumfang, ob er kleiner geworden ist. Wurde er nicht. Ich trinke Wasser statt Limo, weil ich mir einrede, dass Mineralwasser weniger wiegt. Tut es nicht.

Die Lösung für meine Paranoia bietet wieder einmal meine Frau. Als ich vor dem Spiegel stehe wie eine alternde Hollywood-Diva – nur dass ich statt Fältchen meine Speckröllchen zähle –, stellt sie sich hinter mich und legt ihre Arme um meinen Bauch. (Ja, sie kommt rum!). Dann sagt sie: „Das sieht doch schon prima aus. Und keine Sorge: Ich habe da noch eine Geheimwaffe für dich." Dazu aber nächste Woche ...

In diesem Moment verschwindet nicht nur mein Verfolgungswahn, sondern mir wird auch wieder vollkommen klar, warum ich damals so unglaublich nervös war, als sie sich bei der Hochzeit um ein paar Minuten verspätete. Und plötzlich macht es mir gar nichts mehr aus, wenn jemand fragt, wie ein Dickerchen wie ich so eine bezaubernde Frau bekommen konnte.

Siehe da: Paranoia hat geholfen. Wieder ein halbes Kilo weniger. Ich bin mir sicher: In einer oder zwei Wochen habe ich mein Ziel erreicht. Jetzt nur nicht nervös werden. Hilfe!

Zahlen:

	42. Woche
Projekt	Paranoia-Diät
Gewicht	82 Kilo
Körperfett	16 %
BMI (kg/m²)	24,7
Lebensqualität	10 %
Mitmenschen	nerven mehr denn je

Tipp:
Das gibt es überall: Die Angst vor dem Sieg. Beim Sport etwa, wenn der Formel-1-Fahrer die letzten Runden wie auf Eiern fährt. Mein Tipp: Lassen Sie sich nicht aus der Ruhe bringen und suchen Sie sich ein neues Ziel, um nicht zu verkrampft am alten zu hängen. Und lassen Sie sich bloß nicht von Mitmenschen einreden, dass Sie nun dies und das zu tun hätten. Die sollen erstmal so weit kommen wie Sie!

Hilfe, ich platze!

Frauen heiraten Männer, weil sie möchten, dass sich der Gatte verändert. Passt er aber nach einem Jahr nicht mehr in den Hochzeitsanzug, gibt es Probleme.

Es gibt einen Scherz, der darf in keiner Mann-Frau-Geschichte fehlen: „Frauen heiraten Männer, weil sie denken, er ändert sich noch. Männer heiraten Frauen, weil sie denken, sie ändert sich nie. Beide irren sich." Ich muss zugeben, dass ich den Witz immer weniger lustig finde, je länger ich verheiratet bin – weil er so wahr ist.

Seit einem Jahr versucht meine Frau, mich zu einem ordentlichen Menschen zu erziehen, der eine Leidenschaft fürs Bügeln und Geschirrspülen entwickelt und nebenbei noch stubenrein im weiblichen Sinne wird – die Rede ist vom Sitzpinkeln. Bevor ich nun aber alle Details meines Ehelebens aufzähle, komme ich lieber zu meinem Problem, das zu einem großen Teil mit Veränderung zu tun hat.

Wir haben vor gut 14 Monaten geheiratet. Ich habe mir damals nach kurzer Diät einen Anzug maßschneidern lassen. Das eierschalenfarbene Hemd passte perfekt zum Hochzeitskleid meiner Frau. Und wie das mit Hochzeitsanzügen so ist, wanderte das sündteure Ding danach in den Schrank, wo es als Staubfänger diente und die Form bewahrte. Ich dagegen ging auf wie ein Hefekloß.

Jetzt heiratet einer meiner besten Freunde und ich bin Trauzeuge. Ich dachte in meinem nicht mehr ganz jugendlichen Leichtsinn, dass es doch eine prima Idee wäre, in meinem Hochzeitsanzug von damals dort anzutreten. Mit einem anderen Hemd freilich, ich will ja nicht mit dem Bräutigam verwechselt werden – obwohl sein Hemd cremefarben sein wird und ich erfahren habe, dass „creme" und „eierschalenfarben" vollkommen unterschiedliche Farben sind.

Das offene Häkchen

Ich holte also den Anzug heraus, trug ihn zur Reinigung und kaufte mir ein Hemd in der Größe meines Hochzeitsmodells. Dann war Anprobe. Die Beine flogen elegant durch die Hose, alles war prima. Dann versuchte ich, die Hose zuzumachen. Dazu ist es wichtig zu wissen, dass es sich um eine Drei-Knopf-Hose handelt: Zwei Knöpfe sind durch Löcher zu schließen und dann ist noch ein Häkchen zu befestigen. Erst dann ist man eingepackt. Knopf eins: geht gerade noch. Knopf zwei: spannt. Als ich das Häkchen nehme, scheint es mit mir zu sprechen: „Wenn du mich zumachst, platzt die Hose!"

Also, Häkchen bleibt offen, sieht ja keiner. Mit dem Jackett gibt es weniger Probleme, auch wenn ich mir sicher bin, dass es durch die lange Zeit im Schrank ein wenig eingegangen ist. Es spannt nicht, aber die Ärmel sind schon arg kurz. „Das kommt davon, weil du oben breiter geworden bist", sagt meine Frau. Ich überlege kurz, ob das ein Kompliment war, beschließe dann aber, doch beleidigt zu sein.

Vor allem aber bin ich jetzt fest entschlossen, bis zu besagter Hochzeit in diesen Anzug zu passen. Kann ja nicht sein, dass ich von einem Knopf gesagt bekomme, ich sei immer noch zu fett.

Noch eine Woche Zeit, und ich muss am Bauch mindestens zwei Zentimeter Bauchumfang verlieren. Ich überlege kurz, mich ein paar Tage in ein Korsett einzuschnüren, verwerfe den Plan aber, als ich im Internet über die gesundheitlichen Folgen aufgeklärt werde. Auch der Plan mit dem Fettabsaugen manifestiert sich nur kurz in meinem Gehirn. Entweder ich schaffe es ohne Betrug oder lasse es bleiben – wie sagte Robert DeNiro in „Reine Nervensache": „Nein, es geht mit Pillen los und endet mit einer Hydraulikpumpe. Entweder ehrlich oder gar nicht!"

43. Woche

Jaulende Kreuzbänder

Also laufe ich jeden Tag ins Fitness-Studio und gehe in die Bauchmuskel-Stunde. Meine Taktik für den Sixpack war ja bisher folgende: Ich mache so viele Übungen, bis es wehtut. Dann höre ich auf und gehe über zur nächsten Variante. Leider funktioniert das in einer Gruppenstunde nicht. Zum einen werden so viele Übungen gemacht, bis es dem Trainer wehtut. Zum anderen will ich auf keinen Fall aufgeben, solange der alte Mann und die hübsche Frau neben mir durchhalten.

Danach geht es an die Geräte für die Bauchmuskeln. Da gibt es ein Stahlding, das einem Folterinstrument aus dem finstersten Mittelalter gleicht. Man sitzt, die Schultern werden eingespannt wie in einer Gondel beim Fünferlooping auf dem Oktoberfest. Die Beine hakt man zwischen zwei Polstern ein, so dass die Kreuzbänder jaulen. Dann presst man den Oberkörper nach unten und die Beine nach oben. Ich verwandle mich also innerhalb von 0,5 Sekunden von einem sitzenden Menschen in einen Embryo, dem es die Turnhose nach unten zieht. Kein schöner Anblick.

Also zum nächsten Gerät – dem „UpRoller". Es ist eine Art Krücke für den Bauchmuskel-Legastheniker. Es heißt zwar, der rollende Sixpack-Former schont den Rücken, ich bin mir jedoch sicher: Das Ding wurde einzig und allein für Menschen erfunden, die normale Sit-ups nicht mehr schaffen.

Ich muss eine Pilates-Variation machen, sagt die Trainerin. Also Beine angewinkelt nach oben, die Finger an die Schläfen, die Ellenbogen an die Knie. Schon wieder Embryostellung. Dann muss ich hin- und herschaukeln. Sie wissen schon, wie eine dieser Wippen auf Kinderspielplätzen.

Dann, nach einer Woche, der große Test: Um 14 Uhr ist die Hochzeit, die Anprobe faindet schon morgens statt. Siehe da: Die Hose passt. Sie quietscht zwar arg laut, aber nach einer kleinen Drohung meinerseits lässt sich der Haken relativ problemlos schließen. Die Ärmel des Jacketts sind nicht mehr ganz so kurz, so dass der „Sitzt-Wackelt-und-hat-Luft-Spruch" durchaus Verwendung finden kann. Ich sage zu meiner Frau:

„Schau mal, ich habe mich doch gar nicht verändert.“ Sie sieht mich an – in einem Kleid, das ihr seit Jahren prima passt –, dann deutet sie auf den Haufen dreckiges Geschirr in der Spüle: „Ja, du änderst dich wohl nie!“

Doch, ich ändere mich tatsächlich. Die Kilos sind gefallen wie Tore bei einem Werder-Bremen-Spiel. Noch eine Woche, dann muss es vollbracht sein.

Zahlen:

	43. Woche
Projekt	Klamotten-Diät
Gewicht	82 Kilo
Körperfett	16 %
BMI (kg/m²)	24,7
Lebensqualität	10 %
Mitmenschen	passen in ihre Anzüge

Tipp:
Das bekannte Problem: Die Klamotten passen nicht mehr. Anfangs wollte ich auch eine alte Hose aufhängen und versuchen, wieder hineinzupassen. Wissen Sie was? Das war vollkommener Blödsinn! Und zwar deshalb, weil sich die Struktur meines Körpers verändert hat, wie mein Arzt mir sagte. Ich hätte also aufgrund meiner Anatomie keine Chance, in eine Hose zu passen, die ich mir vor sieben Jahren gekauft habe.

Mein Bauch gehört mir!

Nach 43 Wochen ist es soweit: Jürgen Schmieder sieht aus, wie er aussehen will – zumindest auf dem Foto, das er seinen Enkeln überreichen will. Die letzte Folge von „Mein Bauch gehört mir!"

So, nun muss ich Ihnen etwas gestehen: Ich habe Sie belogen und betrogen. Schamlos. Ohne Gewissen. Ich habe Ihnen vorgegaukelt, ich würde der Gesundheit willen abnehmen, wegen eines schöneren Lebens und einer besseren Welt. Alles Mist!

Ich habe nur deshalb abgenommen, weil ich meinen Enkeln – wenn ich dereinst als menschliche Kugel verkleidet und mit frisch polierter Glatze auf dem Schaukelstuhl sitze – zwei Fotos zeigen möchte, wenn sie wieder einmal motzen, dass der Opa langweilig und dick ist. Ein Foto soll mich bei einer grandiosen Party mit einem Playboy-Bunny auf der einen und meiner Frau auf der anderen Seite zeigen. Auf dem anderen soll ein 30-jähriger Schmieder mit gestähltem Körper zu sehen sein. Damit den Enkeln klar ist: Opa war eine coole Sau.

Foto eins ist erledigt und klebt im Familienalbum, wegen Foto zwei gab es dieses Projekt. Noch einmal gut aussehen und dann den Körper im Brad Pitt'schen Sinne („Der Körper hat es sich verdient, dass er einmal auseinanderfällt.") einfach gehen lassen. Deshalb, liebe Leser, entschuldige ich mich hiermit für diesen Egotrip.

Zurück zum Thema: Ich habe tatsächlich abgenommen, ich treibe regelmäßig Sport, ich habe gelernt, im Supermarkt einzukaufen, zwischen gesundem und ungesundem Essen zu unterscheiden und ernähre mich deshalb gesünder als je zuvor. Ja, ich benutze sogar eine revitalisierende Augencreme – vor wenigen Wochen wusste ich nicht einmal, dass so etwas existiert. Ich habe eine tiefgreifende Entwicklung durchgemacht, von der Quarterlife-Crisis zum gewachsenen Endzwanziger – doch für ein Foto, das meinen Ansprüchen genügt, reicht es leider noch nicht.

Bevor ich Ihnen erzähle, wie ich zu meinen Foto gekommen bin, möchte ich mal ein bisschen ernst werden. Schließlich habe ich nun doch 42 verschiedene Diäten ausprobiert – tatsächlich ernsthaft, auch wenn es sich oft nicht so anhörte. Damit Sie doch ein wenig Service aus diesem Buch bekommen, habe ich drei Listen zusammengestellt, die Ihnen vielleicht bei der Auswahl Ihrer nächsten Diät helfen können:

Die fünf hilfreichsten Diäten:

5. Platz: die Nike-Plus-Diät: Mit einem Chip im Schuh laufen ist tatsächlich hilfreich. Ich bin mittlerweile Rennen gegen Menschen aus England, den USA, den Philippinen, Italien, Südafrika und Brasilien gelaufen. Die meisten habe ich verloren.

4. Platz: die Henry-Maske-Diät. Boxer gehören nun einmal zu den fittesten Sportlern überhaupt. Kein Wunder, dass dieses Programm tatsächlich etwas bringt.

3. Platz: die Computerspiel-Diät. Es macht Spaß, man muss nicht ins Fitness-Studio und nimmt nebenbei noch ab. Einziger Nachteil: Eine Spielkonsole ist ziemlich teuer, wenn man sie nur zum Abnehmen nutzen will.

2. Platz: Hypnose. Ganz ehrlich: Ich hätte nie gedacht, dass bei mir so etwas wirkt. Tat es aber.

1. Platz: die Nulldiät. Ich habe mich selten so gut und gesund gefühlt wie nach der Woche Heilfasten.

Die fünf lustigsten Diäten:

5. Platz: die Striptease-Diät. Nur zwei Sätze: Carmen Electra vollführt in einem Video ein Strip-Aerobic-Programm. Meine Frau hat es auch ausprobiert.
4. Platz: die Weltretter-Diät. Wer hätte gedacht, dass man mit Abnehmen auch noch etwas gegen den Klimawandel tun kann?
3. Platz: die Fred-Feuerstein-Diät. Sich zu ernähren wie sein großes Idol, macht einfach nur Spaß.
2. Platz: die Nationalelf-Diät. Endlich durfte ich mich fühlen wie Oli Kahn. Obwohl: So toll ist das auch nicht.
1. Platz: die Starkbier-Diät. Gibt es etwas Schöneres, als sich eine Woche lang auf den Nockherberg zu setzen und dabei auch noch abzunehmen?

Die fünf unwirksamsten Diäten:

5. Platz: Schlank im Schlaf – der Titel verspricht, was Buch und Bauch nicht halten können.
4. Platz: Light-Produkte. Nur weil auf der Packung ein riesiges „light“ steht, heißt es noch lange nicht, dass das Produkt auch gesund ist.
3. Platz: Abnehm-Shakes. Man fühlt sich unwohl und Gewicht verliert man auch nicht.
2. Platz: die Brigitte-Diät. Einseitige Ernährung und Product Placement – zumindest in der Variante, die ich versuchte, hat nichts gebracht und war auch kein Spaß.
1. Platz: Essen in Amerika. Ein Kuchen, der sich anfühlt wie ein schwarzes Loch, kann nur dick machen.

Nun aber zurück zu meinem großen Ziel: das Foto. Die rettende Idee hatte wie so oft meine Frau. Vor ein paar Tagen schickte sie mir das Video eines Photoshop-Künstlers: In drei

Minuten zum Model – so einfach ist das also. Und so hatte ich die Idee, mir den Traum von einem coolen Foto zu verwirklichen. Mehr will ich gar nicht. Es ist nämlich so, dass ich mich derzeit pudelwohl fühle in meiner Haut und gar nicht mehr abnehmen will. Ein Kollege sagte gestern, nachdem er mich 5:0 beim Computerfußball abgezockt hatte: „Weißt du was? Du kannst gar nicht mehr abnehmen, das ist einfach dein Körper. Du bist ein Bär."

Also vergessen Sie nie: Ihr Bauch gehört Ihnen!

Das Leiden in Zahlen

	Startwoche		
Projekt	„Projekt 15“ startet		
Gewicht	95 Kilo		
Körperfett	24 %		
BMI (kg/m²)	29,2		
Lebensqualität	100 %		
Mitmenschen	lästern		

	1. Woche	2. Woche	3. Woche
Projekt	Zwieback-Diät	Fett-Pillen	Jeden Tag Sport
Gewicht	94 Kilo	94 Kilo	94 Kilo
Körperfett	20 %	19,4 %	19,2 %
BMI (kg/m²)	29,1	29,1	29,1
Lebensqualität	66 %	75 %	80 %
Mitmenschen	nerven	lästern wieder	gucken irritiert

	8. Woche	9. Woche	10. Woche
Projekt	vegetarische Woche	ausgefallen	Brigitte-Diät
Gewicht	92 Kilo	91,5 Kilo	91,5 Kilo
Körperfett	17,9 %	17,7 %	17,9 %
BMI (kg/m²)	28,5	28,4	28,4
Lebensqualität	50 %	30 %	50 %
Mitmenschen	sind froh, dass sie Single sind	haben Verständnis	denken, ich sei paranoid

	15. Woche	16. Woche	17. Woche
Projekt	Astro-Diät	Wellness-Diät	Anti-Diät-Diät
Gewicht	91,5 Kilo	90,5 Kilo	90,5 Kilo
Körperfett	19 %	17,9 %	18,2 %
BMI (kg/m²)	28,4	28,1	28,1
Lebensqualität	20 %	100 %	80 %
Mitmenschen	denken, ich spinne	beneiden mich	denken, dass ich betrüge

4. Woche	5. Woche	6. Woche	7. Woche
Hypnose	Light-Produkte	Computerspiele	Fitness-Urlaub
93,5 Kilo	94 Kilo	93 Kilo	93 Kilo
19 %	18,7 %	18 %	18,3 %
29	29,1	28,8	28,8
90 %	85 %	100 %	90 %
glauben mir nicht	belehren mich	sind neidisch	haben mir gefehlt

11. Woche	12. Woche	13. Woche	14. Woche
Starkbier	Abnehm-Drink	Rüttel-Gürtel	Henry-Maske-Diät
90,5 Kilo	90,5 Kilo	90 Kilo	91 Kilo
20,3 %	20,3 %	20,7 %	17,5 %
28,1	28,1	28	28,1
60 %	70 %	40 %	80 %
sagen „Eisenleber“ zu mir	denken, ich schlafe bei der Arbeit	erkennen meine Leistung nicht an	nennen mich „Herkules“

18. Woche	19. Woche	20. Woche	21. Woche
Striptease	Männer-Diät	Bauchmuskel-Training	Null-Diät
90 Kilo	90 Kilo	nicht gemessen	87 Kilo
17,9 %	18,2 %	17,9 %	18 %
27,9	27,9	nicht gemessen	26,5
90 %	50 %	70 %	30 %
wollen sich die DVD ausleihen	wollen lieber nochmal Carmen sehen	sagen „Peter André“ zu mir	würden das nie schaffen!!!

Das Leiden in Zahlen

	22. Woche	23. Woche	24. Woche
Projekt	Low-Carb-Diät	Weltretter-Diät	Letzte Woche
Gewicht	86 Kilo	86,5 Kilo	87 Kilo
Körperfett	17,9 %	19 %	18,5 %
BMI (kg/m²)	26,2	26,4	26,5
Lebensqualität	70 %	100 %	70 %
Mitmenschen	können mich nicht nerven	müssen mich „Held" nennen	Wollen, dass ich weitermache

	29. Woche	30. Woche	31. Woche
Projekt	Diät-Sucht	Topmodel-Diät	Kalorien zählen
Gewicht	87 Kilo	87 Kilo	87 Kilo
Körperfett	17 %	18 %	17 %
BMI (kg/m²)	26,5	26,5	26,5
Lebensqualität	60 %	60 %	80 %
Mitmenschen	denken, ich sei Topmodel-Gucker	finden David Kirsch klasse	zählen eifrig mit

	36. Woche	37. Woche	38. Woche
Projekt	Jungbrunnen-Diät	Personal Coach	Wiesn-Diät
Gewicht	86,5 Kilo	86,5 Kilo	86 Kilo
Körperfett	17,3 %	17 %	16 %
BMI (kg/m²)	26,4	26,4	26,2
Lebensqualität	30 %	80 %	90 %
Mitmenschen	denken, ich habe eine Krise	wollen auch einen Coach	wollen nochmal ins Bierzelt

	43. Woche		
Projekt	Klamotten-Diät		
Gewicht	82 Kilo		
Körperfett	16 %		
BMI (kg/m²)	24,7		
Lebensqualität	10 %		
Mitmenschen	passen in ihre Anzüge		

25. Woche	26. Woche	27. Woche	28. Woche
Nike-plus-Laufschuhe	Mountain-Bike	Steinzeit-Diät	Sex-Diät
87 Kilo	86 Kilo	88 Kilo	87 Kilo
18 %	17,7 %	18,5 %	16 %
26,5	26,2	27	26,5
80 %	70 %	30 %	80 %
sagen, ich sei zu doof zum Laufen	respektieren meine Leistung nicht	sind ab sofort Vegetarier	wollen das auch probieren

32. Woche	33. Woche	34. Woche	35. Woche
Einsiedler-Diät	Flugzeug-Diät	Schlank im Schlaf	Billy's Boot Camp
86,5 Kilo	86 Kilo	87 Kilo	87 Kilo
17,4 %	17 %	14,4 %	14 %
26,4	26,2	26,4	26,4
50 %	60 %	40 %	50 %
denken, ich werde langsam verrückt	denken, ich hätte ein Solarium im Büro	denken, ich will nur schlafen	brüllen mich an!

39. Woche	40. Woche	41. Woche	42. Woche
Wassersport	USA-Diät	Nationalelf-Diät	Paranoia-Diät
85 Kilo	83,5 Kilo	82,5 Kilo	82 Kilo
16 %	17 %	16 %	16 %
26,2	25	24,7	24,7
90 %	90 %	100 %	10 %
nennen mich „Waterman“	wollen Schokokuchen essen	rufen „Jüüüüüürgen“, wenn ich auftauche	nerven mehr denn je

Das Leiden in Diagrammen

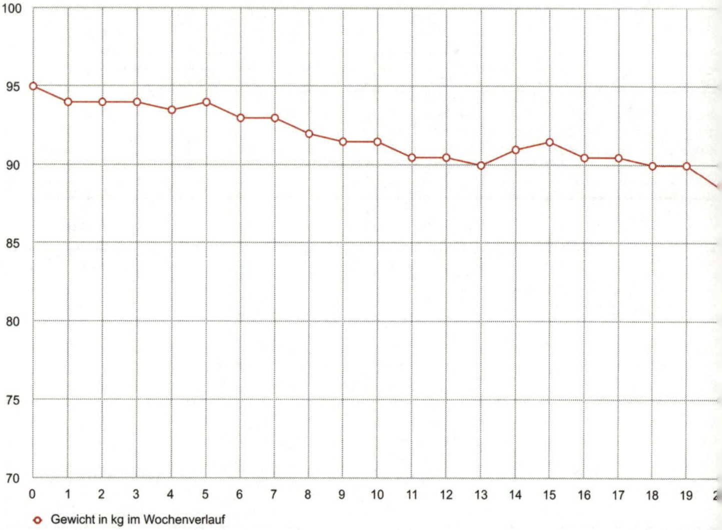

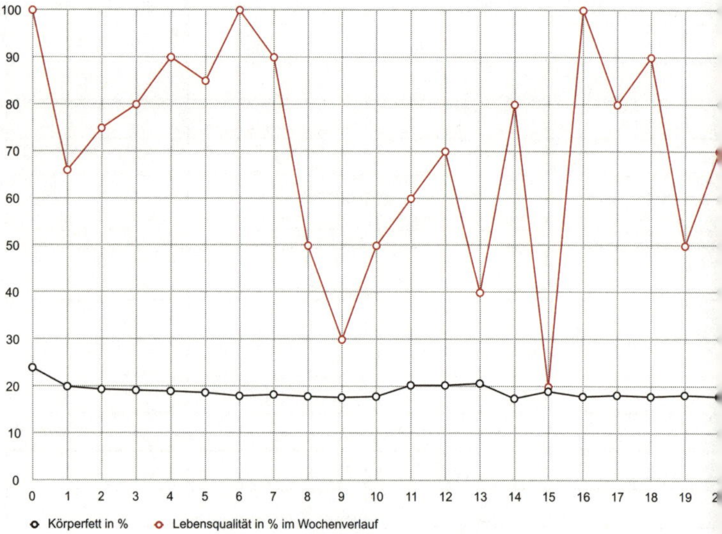

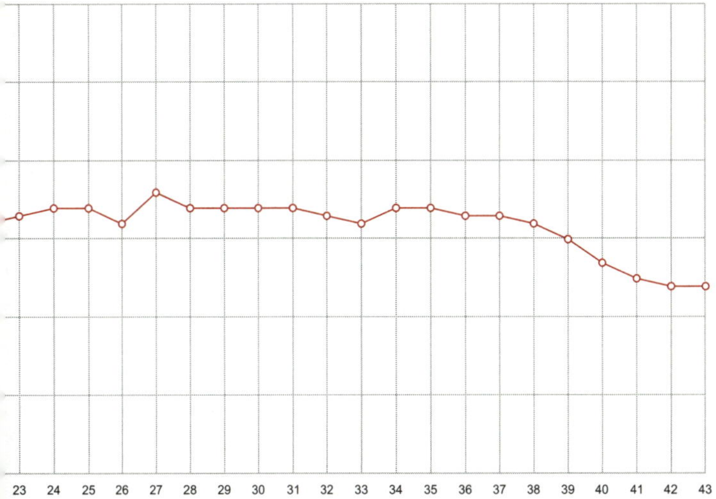
23 24 25 26 27 28 29 30 31 32 33 34 35 36 37 38 39 40 41 42 43

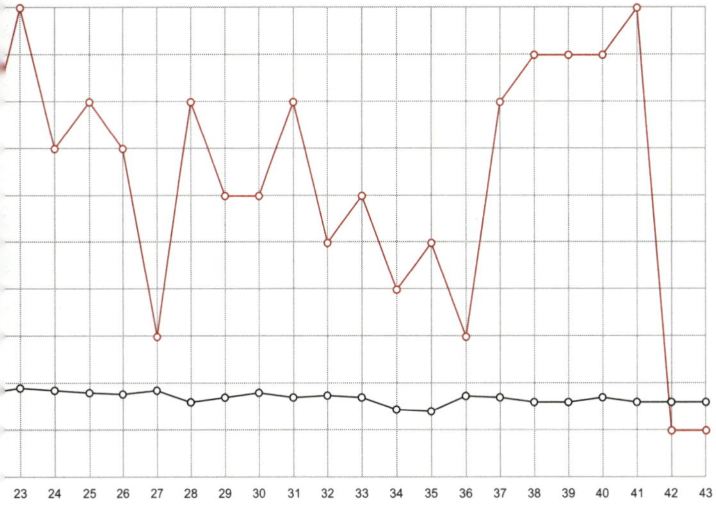
23 24 25 26 27 28 29 30 31 32 33 34 35 36 37 38 39 40 41 42 43

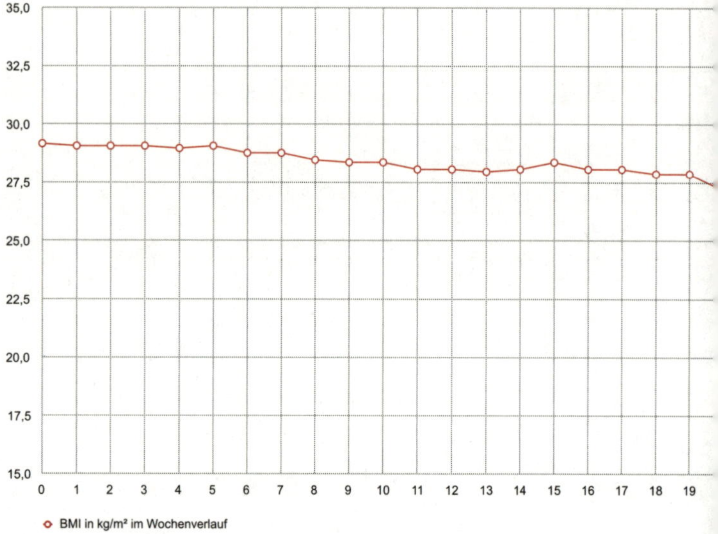
35,0
32,5
30,0
27,5
25,0
22,5
20,0
17,5
15,0
0
1
2
3
4
5
6
7
8
9
10
11
12
13
14
15
16
17
18
19
BMI in kg/m² im Wochenverlauf

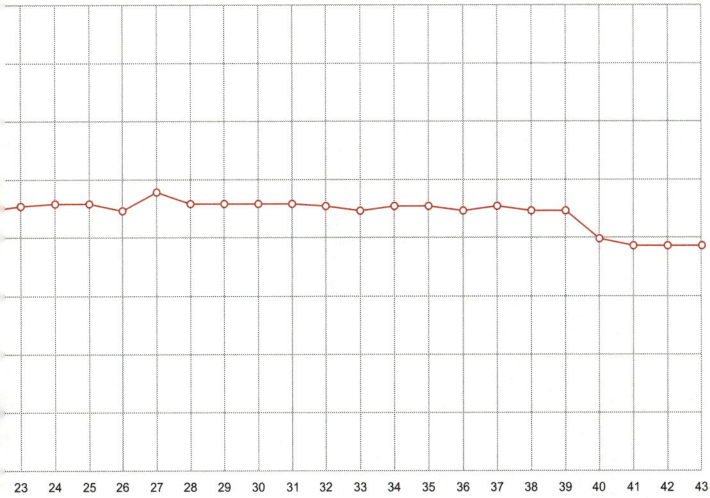
23 24 25 26 27 28 29 30 31 32 33 34 35 36 37 38 39 40 41 42 43

Für **Hermann, Mannfred** und alle anderen Männer.

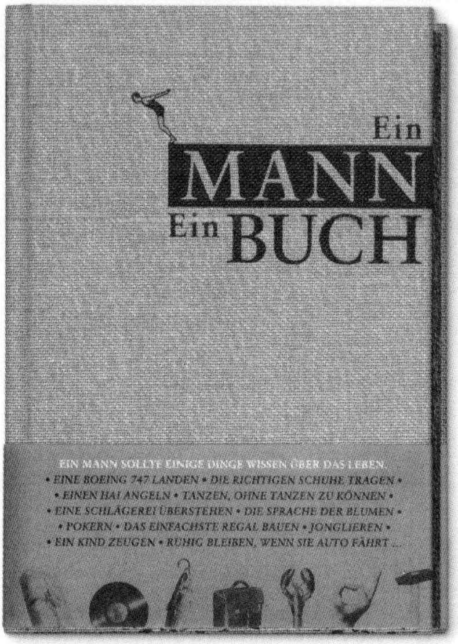

Es gibt ein paar Dinge, die ein Mann wissen sollte, im täglichen Überlebenskampf in einer Welt, die auch ohne Wisent und Wollnashorn für ihn unübersichtlich und voller Gefahren ist. Die Autoren des Bestsellers „Fußball Unser“ haben sich dieser Dinge angenommen, sie aufgeschrieben und aufgezeichnet. Wäre dies ein Buch für Frauen, müsste man einige Kapitel darin streichen. Ehrlich gesagt: Wäre dies ein Buch für Frauen, müsste man nicht nur einige, sondern alle Kapitel darin streichen, denn dies ist das Buch für Männer. Für Jäger und Sammler, für feine Geister, für schwere Jungs, für Anpacker und die, die gut zuhören können, für die Stillen und die Bescheidenen, für die Lauten, für die Schüchternen, für Karrieristen, für Hänger, für erstaunlich lässige Typen, für Denker, für Abenteurer und sogar für Herren.

Ein Mann – Ein Buch
Von Eduard Augustin,
Philipp von Keisenberg & Christian Zaschke
416 Seiten
19,90 Euro (D), 20,50 Euro (A), 34,90 sFr
ISBN 978-3-86615-487-2